写真図解

操体法の実際

【愛蔵版】

HASHIMOTO Keizo
橋本敬三 監修

MONUKI Masataka
茂貫雅嵩 編著

農文協

出版に際しての謝辞

　東洋医学を通じて橋本行則先生とのご縁から『現代農業』に連載をたのまれ，昭和50年から2年間毎月「操体」の原稿を書いた。
　このたび，本書をまとめてくれた茂貫雅嵩さんとは，初め患者さんとして接触したらしい。彼は写真のセミプロだった。『現代農業』を出している農文協が連載記事を土台にして単行本を出してくれた。自費出版でないから『万病を治せる妙療法』なんて面はゆい題名も，編集会議の決定だからと抗議も蹴られてしまった。しかしこの本は随分売れているらしい。万病の患者さんから次々と問い合わせがくるので，実のところいまさらと参っている。茂貫さんの写真技術も大きく物を言った。農文協がそれを投げておくわけがない。今回それでまた本を出すことになった。
　最近は「操体」という言葉が世間に定着した観がある。これも愚老のまわりに集まった若い人たちによって創られた言葉だ。いろいろな方々が愚老を訪ねてきてくれる。そして自分の天分に従って情熱をもやしてくれる。ありがたいことだ。愚老は日本古来からの知恵を各方面の方々から教えていただいてありがたく思っている。お宝が続々たまってきた。医者になって困ったことがそのお陰で助けられた。生体基礎構造のもつ万能の生理学を教えてもらったからである。医学界にもわかってもらいたいと思って，あちこちに書き散らしたが，医学界は「そんなもの」といった調子で最近まで受けつけなかった。けれども，皆さんの情熱でそれが民間に流れ出した。
　実は数年前から東北大学医学部の脳疾患研究所にも浸み込んできている。こちらから助手も派遣している。温古堂ファンのプロのト

この本の利用のしかた ご案内

| 貴方の知りたいこと | ☞ | この本のこの項目をご覧ください。（　）内は本文のページ |

- ◆"操体法"とはどんなものですか ☞ 操体法とは(18)
- ◆操体法をやるとなぜ病気や不健康が治るのですか ☞ 操体法の原理(20)
- ◆操体法を行なう前に心得ておくことは ☞ 操体法はゆっくり動かす(54)　操体法の心得(56)
- ◆操体法のやり方をおぼえるには ☞ 実例でわかる操体法の会得のコツ(22)
- ◆操体法で使われることばの意味 ☞ 統一用語解説(57)
- ◆どんな病気に効くのですか ☞ 症状別操体法の選び方表(12)
- ◆それぞれの症状に応じた操体のやり方は ☞ 症状別操体法の選び方表(12)で必要な操体をさがし出し

　　　↓

　　基本型コーナー(69)　｝の説明にしたがって操体をおこなう
　　実技コーナー(93)

- ◆とくに病気ではない。日常の健康法として手軽に短時間でできるものは ☞ 操体法の基本運動(69)
- ◆一人だけでできる操体法は ☞ 操体法の自力運動(189)

レーナー佐藤武さんの情熱である。宮城教育大学にも浸み込んだ。茂貫さんの情熱でだった。吸い上げてくださった運動生理学の川上吉昭教授のご協力で柏樹社から大判の「写真解説集」が茂貫さんたちの大努力で出た。温古堂に集まる若いエリートが大学で講義させられるような形勢になってきた。九州では北田洋三君，仙台では今村時雄君。二人とも工学部出身である。宮城教育大学では助教授武田忠先生が中心になって「健康学講座」が開かれた。茂貫さんも古い同志の清水市・内科医の乾達先生も招かれている。いままで世界中の大学にそんな講座のないことを農文協の本にも書いておいた。

　日本医師会は，最近世界医師会の機関車的な力を発揮してきている。武見太郎会長の先見と実力である。健康学もやがては日本医師会が推進するだろう。それだけのエネルギーは日本には蓄積されていたのだ。日本医学会自身がその源泉脈を未だ確認できないでいるのだが，資源は充実している。出版界からのボーリングが進んで実物が湧き出し始めている。試掘者たちは確信をもってそれを公開供覧している。この本もそれだ。愚老はそれを懐手して見物させてもらっている。ありがたいことだ。長生きしてよかったと思う。

　近頃少々欲心が湧き出してもう少し長生きして見物させてもらいたいと思うようになった。同志の皆さん頑張ってください。これが世界平和の一番の根になると思うからです。ありがとうございます。

　読者の皆さん，ウソかホントか試してご協力ください。よろしくお願いいたします。

　　昭和55年5月8日

　　　　　　　　　　　　　　おんころや　橋本敬三

操体法との出会い —— まえがきにかえて ——

　昭和47年，仙台も桜が咲き始めたころである。社用で出かけた帰り道，あと15分くらいの走行で景勝地松島海岸を通過するはずであった。前方にとび出しがあったために急ブレーキをかけたとたん，激しい追突をうけて一瞬気を失いかけた。何とか車外に出てはみたものの，頭はガンガンし，身体はふらついて猛烈な吐き気がする。約20分後にはレントゲン検査を受けていたが，そのころになると追突直後はまっすぐであった首が，なぜか傾いてくるのである。また左首から左後頭部にかけて何とも言いようのないイヤーな感じと痛みが交互に生じてきた。その部分を取り外して清流でジャブジャブと洗い，また首にはめ込めれば気持がよいだろうなあ，などと考えてしまうほどのまったくもってイヤーな感じなのである。

　指定病院に行ったが，注射と3種類の薬を渡され，痛ければ，マッサージなどを受けてもよいんですよ，とただそれだけである。こっそりと他の病院や治療所にも行ってみたが，いずこも同じ。会社からは，ゆっくり休んで養生しろよ，あとのことは心配するな，の命であり，同時に，ムチ打ち症は損害賠償が決まると63%は回復したという統計が保険会社の資料にあるぞ，などとも言われた。何をか言わんやだ。要するに，医療側も管理側もムチ打ち症にはまったくのお手あげ状態なのである（現在もそうである由）。

　個人的に親しくしていただいていた方から，肩を痛めたときなどチョコチョコと針をうって簡単に治してくれるドクターがいる。ムチ打ち症にも効くのではないか，と紹介をうけた。ただし一言，ちょっと変わった治し方をする人だがねェ，とつけ加えたのである。

まさに変わっていた。診療所の一般的イメージとしては，各種の医療機器があってナースがおり，白衣を着て泰然とした医者がデスクにむかってカルテを書き，それを見て患者は安堵するのではないだろうか。そして何くれとなく話にのって30～40分くらいの治療時間をすごして初めて安心するものである。

　ところがここはどうだ。朽ちた診察用ベッド，洗面器と衝立て，申しわけていどに聴診器がそれにぶら下がっているだけである。大きな本棚の他に所狭しと蔵書が積んであり，タタミが2枚に火鉢があって，主は坐っている。治療といえば，足首と腰の動きを痛くないほうに2～3回動かした約5分間。そして，暇があったらまたいらっしゃい，という一言だけである。

　こちらとしてはまことに不安で仕方がない。しかし他に行くあてもないし，ワラをもつかむ気持であったのでまた行った。2度目も先とまったく同じである。そして3度目，なんと，首がもとに戻り，痛みとあのイヤーな感じが一瞬のうちに消えたのである。すぐさま会社に行き，これこれこのとおりと報告したが，まあそんなにせかないでゆっくり治せよ，気分的なものかもしれないぞ，と言われた記憶がある。その年の8月に退職した。

　これが操体法，橋本敬三先生と私の出会いである。
　　昭和55年5月

　　　　　　　　　　　　　　　　　　　　　　　　茂貫雅嵩

目　　次

この本の利用のしかたご案内 ……………………………………… *1*
出版に際しての謝辞 ………………………………………………… *2*
操体法との出会い …………………………………………………… *4*

この症状にこの操体 ………………………………………………… *12*
　　──症状別操体法の選び方表──

```
──絵とき──
操体法習得の手ほどき
　操体法入門コーナー
```

からだの故障は歪みから＊操体法とは ………………………… *18*
なぜ操体法で病気が治るのか＊操体法の原理 ………………… *20*
実例でわかる会得のコツ＊操体法入門7題 …………………… *22*
　♥入門その1　ガバッと起きずに操体3分 ………………… *22*
　　　　　　　──万病予防の朝の起き方──
　♥入門その2　首スジのコリをとる ………………………… *26*
　　　　　　　──わずか30秒で瞬間消去──
　♥入門その3　腰痛を治すには ……………………………… *30*
　　　　　　　──医者にかかる前におためしを──
　♥入門その4　肩コリ・五十肩を治す ……………………… *37*
　　　　　　　──下半身の歪みから治していく──
　♥入門その5　食欲不振の解消法 …………………………… *41*
　　　　　　　──朝食前の5分でできる──
　♥入門その6　高血圧・低血圧を治す ……………………… *45*
　　　　　　　──薬で上げ下げは時には危険──

♥入門その7　おやすみ前に腹式呼吸 ……………………………50
　　　　　──昼間たまった歪みをとる──
ゆっくりと快感覚を味わって＊操体法入門のまとめ …………54
　♥操体法の基本は ……………………………………………54
　♥二人でやるのが効果大 ……………………………………54
　♥どこまでもゆっくりとしなやかに …………………………55
　♥操体法の心得 ………………………………………………56
　♥操体法統一用語解説 ………………………………………57
誰でもどこででもできる操体法＊操体法上達のコツ …………59
　♥どんな症状にもまずこの操体 ……………………………59
　♥一人でやるときのコツ ……………………………………60
　♥圧痛を与え痛みから逃げる ………………………………62
　♥操者の心得 …………………………………………………62
　♥操体法は場所を選ばず ……………………………………63
　♥一人よりも二人，家族のスキンシップに ………………64
　〈付〉身体各部の名称 ………………………………………66

───写真と絵とき───
諸病に特効五つの操体
操体法の基本型コーナー

＊どんな症状にでも効果あり
＊日常の健康法にもどうぞ
＊部位別操体法と組み合わせれ
　ば効果万全

各種操体法の総元締め＊基本型とは ………………………………70
〈基本型1〉仰臥G−1 ………………………………………………70
〈基本型2〉仰臥H−1 ………………………………………………74
〈基本型3〉伏臥A−2 ………………………………………………78
〈基本型4〉椅坐A−1 ………………………………………………84
〈基本型5〉椅坐D−1 ………………………………………………88

┌─写真と絵とき─┐
│ **各種操体法の実際** │
│ 操体法の応用実技コーナー │
└──────────┘

＊さまざまな症状にあわせて基本型と組み合わせて行なってください
＊どれを行なうかは「症状別操体法の選び方表」参照

症状別操体法各種組み合わせ＊応用実技とは ……………………94
〈実技1〉仰臥B－4◆足指をチョンチョン上げ下げする……94
〈実技2〉仰臥C－1◆踵伸ばしの操体 ……………………96
〈実技3〉仰臥E－1◆脚がどこまで上がるか ……………99
〈実技4〉仰臥F－1◆膝を整える操体……………………102
〈実技5〉仰臥H－2◆腰・背中を整える ………………106
〈実技6〉仰臥I－1◆下肢と腰を整える ………………109
〈実技7〉仰臥I－2◆股の調子を整える…………………111
〈実技8〉仰臥J－1◆骨盤の歪みを正す …………………113
〈実技9〉仰臥K－1◆肩の歪みをとる……………………118
〈実技10〉仰臥L－1◆首の歪みをとる …………………121
〈実技11〉仰臥L－2◆首スジをスッキリ ………………124
〈実技12〉仰臥M－1◆首，頸椎の歪みをとる …………126
〈実技13〉仰臥N－1◆腕・肩を整える …………………129
〈実技14〉伏臥A－1◆腰痛にうってつけ ………………132
〈実技15〉伏臥B－1◆婦人科，泌尿器科疾患に ………135
〈実技16〉伏臥C－1◆背骨の左右歪み解消 ……………140
〈実技17〉伏臥D－1◆肩と背面の歪みをとる …………145
〈実技18〉椅坐B－1,2,3◆足首を正体にする …………147
〈実技19〉椅坐D－1◆からだ中の丸太棒を抜く ………153
〈実技20〉椅坐E－1,2◆首のまわし倒し …………………156

〈実技21〉椅坐E－3◆首の前後屈 …………………… *160*
〈実技22〉椅坐F－1◆仕事の合間に肩上げ操体 ………… *163*
〈実技23〉椅坐G－1◆腕の内外転 …………………… *167*
〈実技24〉椅坐G－2◆肘の上げ下げ………………… *171*
〈実技25〉椅坐H－1◆肘の曲げ伸ばし ………………… *174*
〈実技26〉椅坐I－1，2，4◆うなじから背・腰にかけて… *177*
〈実技27〉椅坐J－1，2，3◆手首の歪みをとる ………… *182*

---絵とき---
健康への自力運動
ワンマン操体法10題

＊一人でできる日常操体
＊朝おきたとき，仕事のあい間に
＊いつでも，どこでもちょっと気を休め

自力運動とは……………………………………………… *190*
〈朝のお目ざめに〉踵伸ばしの自力運動 ………………… *191*
〈ちょっと横になって〉膝左右倒しの自力運動 ………… *192*
〈うつ伏せになったとき〉うつ伏せ膝引き上げ ………… *193*
〈デスクワークの姿勢で〉膝の上げおろし ……………… *194*
〈朝刊を読みながら〉坐つま立ち運動 …………………… *195*
〈畳の上で〉坐つま立ち四つんばい運動(1) ……………… *196*
〈畳の上で〉坐つま立ち四つんばい運動(2) ……………… *197*
〈壁に向かって〉中腰尻ふり運動(1) ……………………… *198*
〈中腰のかまえ〉中腰尻ふり運動(2) ……………………… *199*
〈仕事を終えたら〉足指の柔軟運動 ……………………… *200*

─絵とき─
操体法式朝(夕)の体操
操体の身体運動

＊全身を整える正体回復運動
＊ラジオ体操とはひと味ちがう
＊毎朝5分で健康増進

〈操体の身体運動〉基本姿勢 ……………………………………202
〈身体運動Ⅰ〉両腕水平上げ ……………………………………203
〈身体運動Ⅱ〉足踏み ……………………………………………205
〈身体運動Ⅲ〉身体の側屈 ………………………………………206
〈身体運動Ⅳ〉身体の前後屈 ……………………………………208
〈身体運動Ⅴ〉顔・身体のひねり ………………………………211
〈身体運動Ⅵ〉腕の上げおろし …………………………………213

─実例紹介─
操体法治療のこの効果
大学病院に見放された患者の例

♥腰曲がり・側わん症・ゼンソク症状の
　改善された実例 …………………………………………………216
♥健康はのんびりから始まる ……………………………………227
♥健康は息・食・動・想の調和で成り立つ ……………………228

あとがき ……………………………………………………………235

この症状に
—症状別操体法

- ♥あなたの症状にあわせて必要な操体法をお選びください。
- ♥たとえば，頭が痛い，重いときは，①仰臥G－1（70ページ），③仰臥M（126ページ），④伏臥A－2（78ページ）……といったぐあいに，○で囲んだ操体を重点的に行ないます。各操体の順番は数字の若い順に。
- ♥表中の数字で○で囲んでないものと※印のものは，この操体もやればさらに万全です，ということを意味しています。
- ♥仰臥G－1，H－1，伏臥A－2，椅坐A－1，D－1の五つの操体は，ほとんどどんな症状でも行なう操体法の基本型です。

本人の姿勢	仰　臥（ぎょうが・あお向けの姿勢）													伏臥	
操体の記号	B	C	E	F	G	H	I	J	K	L	M	N	A	B
掲載頁	4	1	1	1	1	1	2	1	2	1	1	1	2	1
症状	94	96	99	102	70	74	106	109	111	113	118	121	124	126	129	132	78	135
頭痛・頭重・二日酔					①	2					③		④	
高血圧症（のぼせ）					①	②					③			4
不眠症・ノイローゼ					①	②							③	
テンカン					①				②		③		4	
顔面マヒ					①				②	③	④		⑤	
言語障害（子供）					①	②			3		④		5	
耳鳴り・難聴					①	②					③		4	
めまい					①	2					3		4	
眼精疲労					①	②	③				4		5	
寝ちがい					①	②							③	
ムチ打ち症					1	②							3	④
首スジのコリ					1	②		3	4	5			6	
肩腕症候群					①	②		3	4	5		⑥	7	
肩コリ					①			3			4		5	

この操体
の選び方表―

♥ この表は，各症状に効果のある操体法の組み合わせの最大公約数を示したものです。同じ名前の症状でも，人によって痛み方や痛みの出るところ，その治り方は千差万別です。○で囲んだ操体法を重点に，いろいろ各自で試みてください。軽い症状ならどれかひとつでも治ります。

♥ どの操体法でも，やり方の原則は同じです。56ページの「操体法の心得」と22ページ「実例でわかる操体法会得のコツ」をよくのみ込んで各種の操体を行なってください。

(ふくが うつ伏せ)						椅　坐（きざ・イスやベッドに腰かけた姿勢）													(体をくすぐる) くすぐり
C		D	A	B			D		E		F	G		H	I			J		
1	2	1	1	1	2	3	1	2	1	2	3	1	2	1	2	4	1	2	3	
140		145	84	147	148	150	153		156	158	160	163	167	171	174	177	179	180	182	184	186
※	※						5	6	※						⑦	⑧				
※	※														⑤	⑥				
※	※				4	5			※	⑥					7	8				
					5	6														⑦首・足底
※	※								※					6	7					
※	※				6		⑦	⑧												⑨首・脊柱
							⑤	⑥			7									⑩脊柱
					⑤	⑥	7	8												
※	※				6	7	⑧	⑨	⑩											
※	※				4	5				⑥										
			⑤		6	7														
※	※																			
												8	9	10			※	※	※	
			⑥	⑦							※	※	※	※			※	※	※	

本人の姿勢	仰臥（ぎょうが・あお向けの姿勢）												伏臥	
操体の記号	B	C	E	F	G	H	I	J	K	L	M	N	A	B
掲載頁	94	96	99	102	70	74	106	109	111	113	118	121	126	129	132	78	135
症状														
四十肩・五十肩					①	②			※			3	4	5	
肘関節痛					1	②	②		※					③	
腱しょう炎					①				2					③	
リューマチ					①	2	2		3					④	
背部痛					①	②	②							③	
ゼンソク					①	2	2						※	③	
咳こみ					①	2	2						※	※	
動悸・息切れ					①	②	②						※	③	
胃下垂・胃弱					①	②	②		③					④	
円背				①	2	③	③							④	
腰痛		1	②		③	④	④						⑤	⑥	
ギックリ腰	①	②			③	※	※							※	
椎間板ヘルニア	①	2			3	4	4					※			
坐骨神経痛		1			②	3	3	※	※	4				※	
生理痛・不順					①	②	②		③					④	
下痢・便秘					①	2	2	※	※	⑤			※	④	
残尿感					①	2	2	3	4	⑤			※	6	
前立腺肥大					①	2	2	③	④	⑤			※	⑥	
慢性婦人科症状*					①	2	2	※	※	③			※	④	※
低血圧症・貧血					①	2	2		③				※	④	
腰の冷え・冷え症					①	2	2		③				※	④	
腰曲がり					①	2	2						※	④	
脚痛のだるさ	※	※			①	2	2						※	③	
膝関節痛					①	②							※		③
脚のつっぱり（こむら返り）	①					2	③	③					※	④	

＊流産癖・不妊症・子宮後屈・子宮筋腫など。

(ふくが/うつ伏せ)			椅　座 (きざ・イスやベッドに腰かけた姿勢)																			(体をくすぐる)くすぐり
C		D	A	B			D		E			F	G		H	I			J			
1	2	1	1	1	2	3	1	2	1	2	3	1	1	2	1	1	2	4	1	2	3	
140		145	84	147	147	150	153		156	156	160	163	167	171	174	177	179	180	182	184	186	
			⑥		⑦							※	※	⑧	※							
					4					5			⑥									
																④	⑤	⑥	※			
		④					5	6														
							④	⑤					⑥									
		※					3	4					⑤	6	7							
※	※	④					※	※			⑤											
							※	※					⑤									
				⑤									⑥	7	8							
※	※		7		8		※	※							※							
※	※		④	5	6		※	※														
			5	※	※	※	※	※														
※	※		5	※	※	※	※	※														
※	※		⑤				※	※														
※	※						※	※														
※	※						※	※														
※	※						※	※														
				⑤																		
				⑤					※	※												
※	※			※			※	※								⑤	6	7				
				※	④	※																
				※	④	※																
※	※		⑤	※	※	※																

SOTAIING BEAUTIFUL

からだの故障は歪みから ── ＊操体法とは

♥健康とは

　私たち人間の生命が健康に維持されていくためには，四つの基本的な要素，すなわち息・食・動・想があります。健康とは，この四つのバランスがはかられ，環境に順応できる状態をいう。操体法ではそう考えます。

　その四つのバランスがくずれ，環境に順応できなければ健康体は不健康体に傾きだし，そのまま放っておくとやがて疾病体となります。

♥健康と疾病の可逆性

　しかし，疾病体となっても，四つのバランスの回復をはかり，環境に順応しだすと，健康体に向かって戻りはじめ，やがて健康体そのものになります。このことを"健康と疾病の可逆性"といいます。可逆性──つまり人間のからだは健康と疾病のどちらにでもいったりきたりすることができる，ということです。

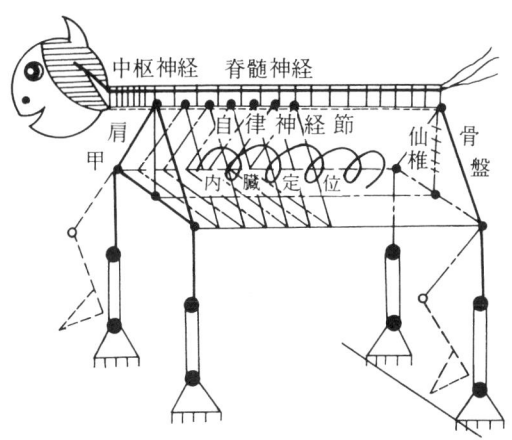

図①　人間は動く建物

後ろ足で立ち上がったのが人間。

⓪⓪⓪

操体法修得の手ほどき

操体法入門コーナー

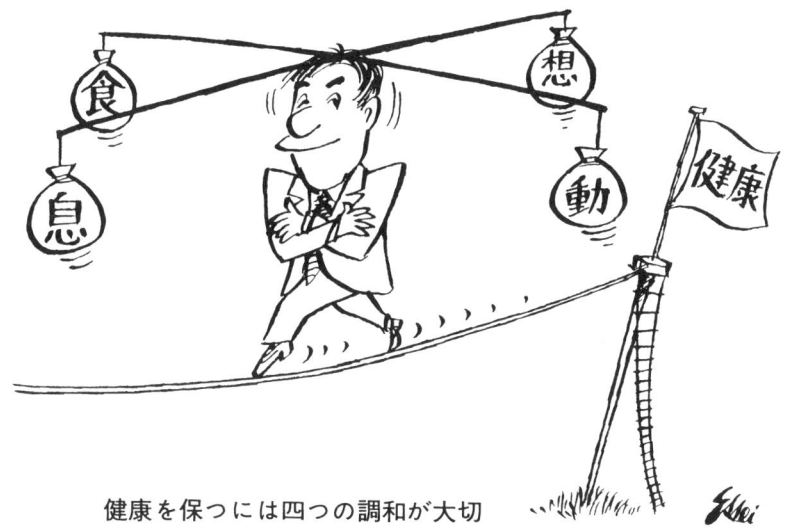

健康を保つには四つの調和が大切

♥ 操体法とは

　操体法とは，この可逆性の仕組みを知って，息・食・動・想のバランスを健康体へ向かって計る手だての総体をいいます。この本ではそのうち，"動"について詳しく紹介していきます。というのも，私たちの不健康や疾病の直接の原因は，からだの歪みからくるものが非常に多いからです。操体法の最大の理解者橋本敬三医博は大要次のように述べています。

　「私は『人間は動く建物』であると考えています。簡単な三角屋根の家の四隅の柱を四本の足として，棟木を背骨と考え，これが立ち上がって動きまわっているのが人間です。健康をまっとうにするには，この建物の構造にも，動き方にもくるいがあってはなりません。構造にも動き方にもちゃんと自然の法則があるのです。ところがこのことを知らないため，人間はしばしばその法則を無視した運動をします。一般の人のからだの歪みは大部分この法則を無視した動作からきていると言っていいほどです。からだの歪みは脊柱に集中します。この脊柱の歪みが，いろいろな病気の原因になるのです。」

SŌTAIING HEALTHY

なぜ操体法で病気が治るのか────＊操体法の原理

♥不健康から病気へ ── そのプロセスと逆転のしかた

　からだの調子がおかしいといって病人が医者にかかると，まず病気の個所がないかを探し，ここがわるいからからだの調子もわるいという診断を下して，わるい部分を治そうとします。あたりまえの手順のようですが，実はこれはさかさまの治療なのです。どうしてそうなのか，右ページの表を見ながら説明しましょう。

　人間が病気になるときは，まず最初にからだの基礎構造に歪みができ，腰が痛いとか，からだの調子がなんとなく変だというように自覚されてきます。これはからだの歪みの初期段階で右ページのA段階です。それをかまわないでおくと，ある部分，たとえば胃などの働きがわるくなってきます。この段階では，A段階にさらにある部分の働きがわるくなったというB段階が加わっているのです。さらにこの状態が進行すると，胃カイヨウのように現代医学で診断できる病気（C段階）にもなるわけです。このとき，$A'' + B' + C$の状態ということになります。ところが，このことになかなか気づかず，胃カイヨウになったから，からだの調子がわるいのだと考えがちです。

　だから，治療の基本は歪んだからだを，正常なからだにもどすことです。そのためには，からだを気持よい方向へ動かすことです。気持よく動くと元に（正体に）もどるように人間のからだはできているからです。これを行なうのが，"操体法"なのです。

操体法修得の手ほどき　21

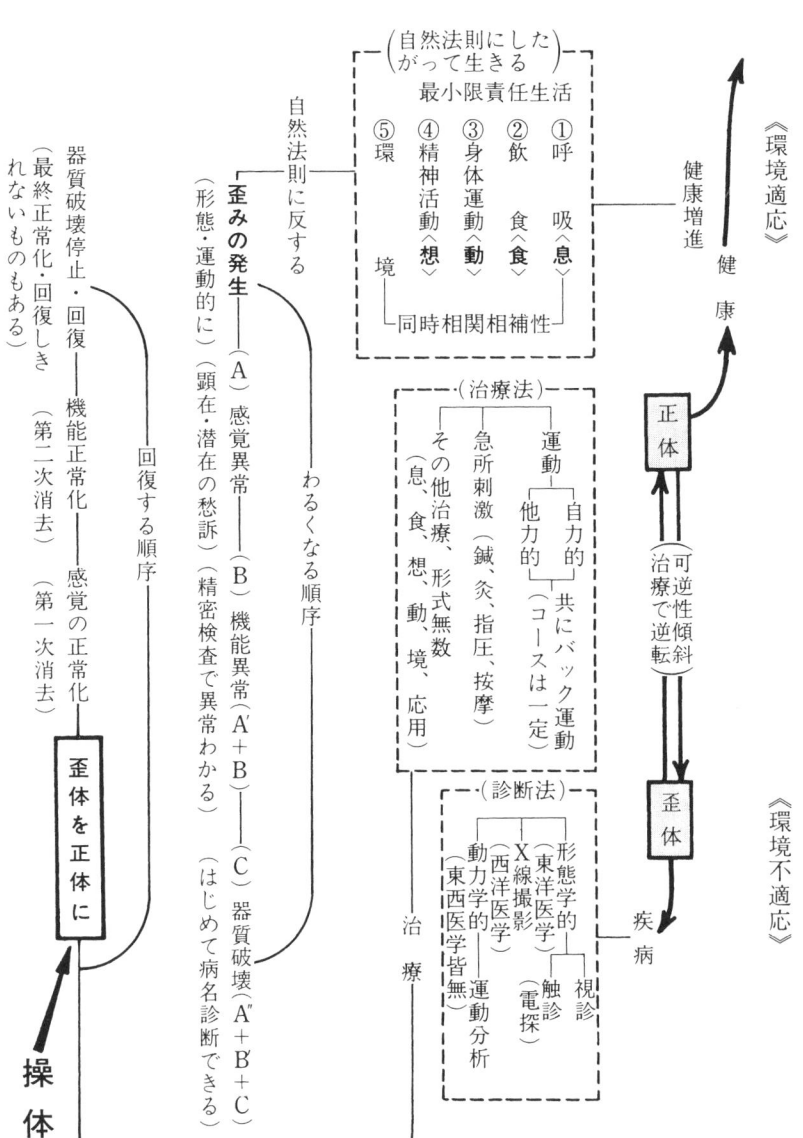

SŌTAIING HAPPY

実例でわかる会得のコツ────＊操体法入門7題

　操体法の詳しい理屈については橋本敬三先生の本『万病を治せる妙療法―操体法―』(農文協刊)をごらんいただくことにして，さっそく操体のやり方を具体的に紹介しましょう。

　以下に紹介する操体法入門7題はほんの一例です。この入門編でコツを会得していただいて，あとは症状別操体法の選び方表と「基本型編」「実技編」に掲載した各種操体のやり方を参考にしながら皆さん自身でいろいろ応用してみることです。

　操体法とは，ひとくちでいうなら，からだを痛くない方向，気持のよい方向に動かしてからだの歪み（歪体）をとり，不健康・疾病体を健康体（正体）にしていく動き方です。だから，気持のよい動きならどんな動かし方でもよい。気持よく動けば歪みがとれるように人間のからだはできています。それが操体法の特徴であって，また自分でいろいろ組み合わせたり応用できる利点にもなっています。

　ただし，一度に長ながとやりすぎるのは，よくありません。一度か二度やってよくならないときは，時間をおき，日をおいて根気よく実行していただきたい。

　●入門その1
　ガバッと起きずに操体3分
　　　　　　　　　　　万病予防の朝の起き方

　入門講座第1講として朝の起き方の上手な方法をお届けしましょう。
　朝布団からの起き抜け方。これにも上手ヘタがありますが，知らない人が多い。あわててガバッと飛び起きるようでは，自ら命を縮めているようなものです。

上手な起き方をすれば，布団の中でからだの歪みを治すことができ，1日快適にすごせ，万病に効果があるのです。毎日毎日くり返している動作なのに，そのことを知らないばっかりに，自分でからだをわるくしている例が多い。

♥伸ばし

　朝眼がさめたら，急に動かずに，図②のように踵であくびをするような気持で，踵を直角にしてやや力を入れ，交互にゆっくり伸びるところまで伸ばしてみる。ゆっくりゆっくり伸びる感じを味わってみるのです。右と左の伸び具合はどうでしょうか。どちらか伸び具合がしぶいようであれば，よく伸びるほうの踵だけを3回ほどく

図② 踵伸ばし

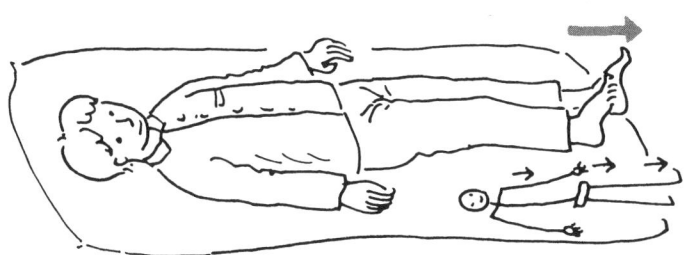

踵にやや力を入れ直角にし，交互に伸ばしてみる。左右の感じが違えば，気持のよいほうを3〜4回伸ばす。これで腰の歪みが治る

図③ 膝立て倒し

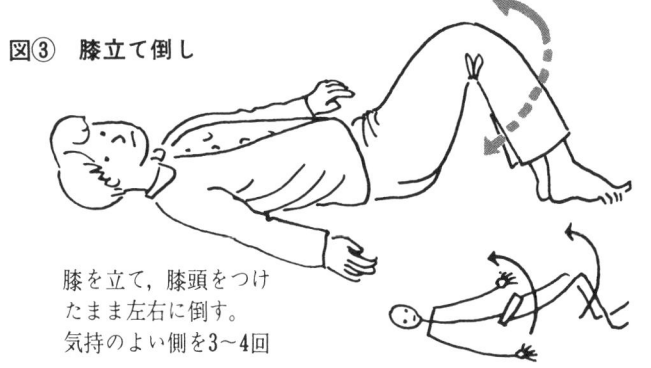

膝を立て，膝頭をつけたまま左右に倒す。気持のよい側を3〜4回

り返します。これだけでもからだの歪みがかなり治ります。
　たいていの人の足は，左右の長さが違っています。そのため骨盤が歪み，背骨から肩，首，内臓など全身に悪影響を与えます。その程度が小さければ異常を感じませんが，ムリは積もっていきます。異常を感じるようになったときは，かなり悪化しているのです。
　だから，足の長さをそろえてやればよい。気持のいい動きをしてやれば，骨盤が元の位置に戻って，からだの歪みが治ります。人間のからだは，そんなふうにできているのです。

♥膝立て倒し

　次は，図③のように膝を立ててゆっくり左右に倒してみます。上半身はそのままにして，下半身を倒れるところまで倒してみます。
　どちらか倒れにくいほうがあれば，それ以上ムリをしないで，楽なほうを3〜4回倒します。図のように，左側に倒したとすれば，右側の腰が少し浮いています。しばらくこの状態を保って，気持のよいところで腰の力をポトンと抜く。これで歪んでいた骨盤も元に戻っているのです。
　今度は，動きのわるかった側へもう一度倒してみるとどうでしょう。前よりもよく倒れるようになっています。
　何度もいいますが，気持のよいほうに動いて，しばらくその状態を楽しみ，ポトンと力を抜く。これが操体法のコツなのです。

♥全身のひねり

　今度は図④のように全身をひねってみましょう。前日の仕事による肩や腕のコリの残りは，これで治せます。ゆっくり感覚を確かめながら左右にひねってみて，気持のよい動き，わるい動きを探ります。気持のよいほうがわかれば，そちらへ3〜4回ひねります。これも，気持のよいところでしばらくためておいて，腰からポトンと全身の力を抜く。首スジや肩，腕などのコリや痛みを治すのにいい。

操体法修得の手ほどき　25

図④　全身のひねり

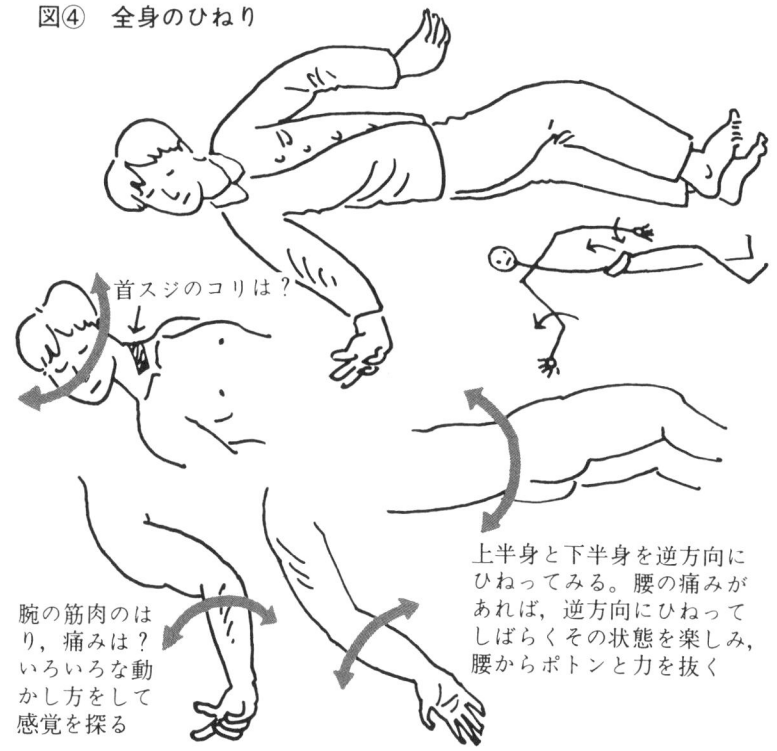

首スジのコリは？

腕の筋肉のはり，痛みは？いろいろな動かし方をして感覚を探る

上半身と下半身を逆方向にひねってみる。腰の痛みがあれば，逆方向にひねってしばらくその状態を楽しみ，腰からポトンと力を抜く

どの動きでもそうですが，この本に書いてある図にあまりとらわれずに，好きなように動かして，具合のよい動きわるい動きを自分で探り，気持のよい動きをすればよい。コツは，くれぐれもゆっくり動き，息を吐きながら試すこと。

♥上半身のひねり

血行がよくなって，全身が目ざめてきたら，図⑤のように上半身を起こしてひねってみましょう。これも，からだの気持のよい側から起きることが大切。逆にするから，からだがこわれます。

このように，からだを徐々に目ざめさせ，歪みを整復しながら布団から抜け出せば，健康生活は請けあいです。

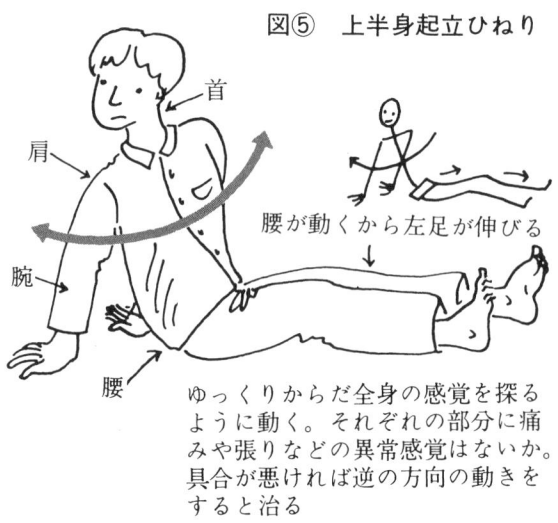

図⑤　上半身起立ひねり

ゆっくりからだ全身の感覚を探るように動く。それぞれの部分に痛みや張りなどの異常感覚はないか。具合が悪ければ逆の方向の動きをすると治る

●入門その2
首スジのコリをとる
わずか30秒で瞬間消去

♥どの方向が痛いかをさぐる

　操体法で大切なのは，自分ひとりでやるばあいでも，他人に操体するばあいでも，どの方向に動かせば気持よいか，気持わるいか（痛い，ひっかかるなど）をよくさぐることです。その感覚をさぐるには，ゆっくり動くことがコツ。その速度は，風呂の中で動いて波がたたないていどの速さと思えばよい。

　操体法とは，一口でいえば，気持わるい（痛いなどの異常感覚のある）ところから気持のよい方向へ動くことによって，からだの歪みをとる方法です。だからその感覚がつかめれば，からだの故障が半分は治ったも同然です。

操体法修得の手ほどき　27

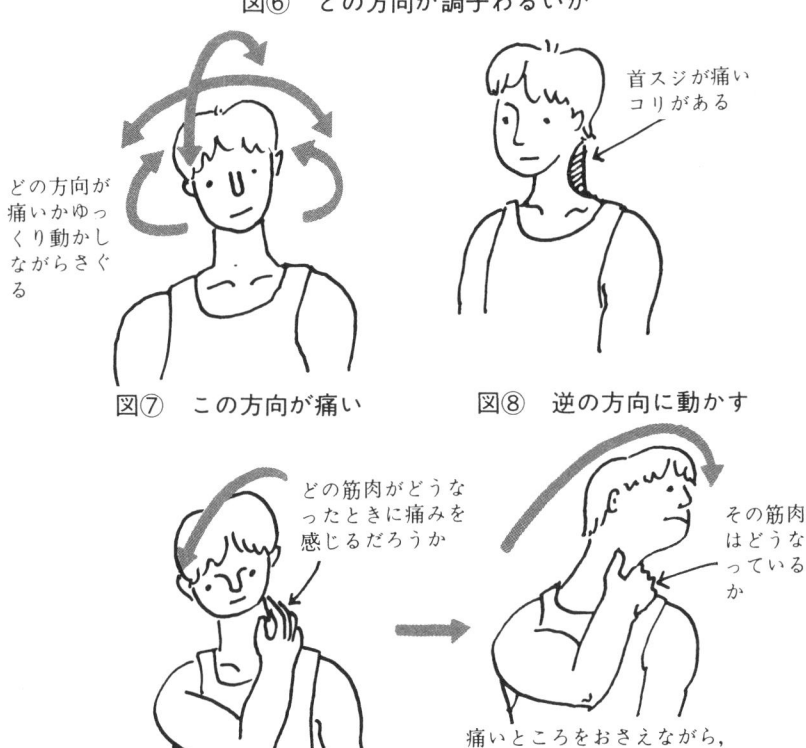

図⑥　どの方向が調子わるいか

どの方向が痛いかゆっくり動かしながらさぐる

首スジが痛いコリがある

図⑦　この方向が痛い

どの筋肉がどうなったときに痛みを感じるだろうか

いちばん痛い部分をさがし、指でおさえる

図⑧　逆の方向に動かす

その筋肉はどうなっているか

痛いところをおさえながら、痛みが消える方向へゆっくり動く。気持よいところで力をため、ストンと脱力する

　たとえば、首スジがこっているとします。首スジがこるといっても、どの方向にも調子がわるいわけではありません。必ず気持のわるい動きの方向と、気持のよい方向とがあります。だから、図⑥のように、まずその方向を確かめることが必要です。
　その感覚をさぐるには、図⑦のように首スジに片手を当てて、首をゆっくり動かしてみるとよい。気持のわるいとき、よいときの筋肉の状態がわかります。"こる"という感覚のときは、筋肉はどうなっているでしょうか。突っ張っているでしょうか、それともゆるんで

いるでしょうか。よく確かめることです。

さて、この首スジのコリの治し方ですが、たとえば図⑦のように右斜め前に倒すと痛いとします。そのムリのないていどの痛いところを出発点にするのです。そして、指を気持わるく（痛く）感じる部分にあて、痛みを感じるようにしておきます。

この状態から痛みを感じない方向へ、首をゆっくり動かしていきます（図⑧）。痛みから逃げるのです。そして、いちばん気持のよい状態（感覚を澄まして動けばわかる）で2〜3秒間力をため、その後瞬間的に力をストンと脱力する。じわじわ力を抜いたり、元の方向へ戻すのはダメ。瞬間的にグニャリというように力を抜きます。

これを2〜3回くり返せば、首スジのコリはとれています。

♥抵抗を与えればもっと効果的

いま述べたのは抵抗を与えないでやる方法ですが、抵抗を与えながら二人でやるときと同じようにやれば、もっと効果があがります（操体は本当は二人で行なうほうがよいのです）。

図⑨のように、片手を頭にあてて抵抗を与え、痛いところから図⑩のように気持のよい方向へゆっくり動かします。やり方は前と同じですが、抵抗を与えるところが違います。このばあい、抵抗が強すぎるとよい筋肉までわるくするので、力を入れすぎないように注意します。いちばん気持のよいところまで動かして、ストンと脱力するのは前と同じです。

首スジのコリといっても、人によって、仕事のやり方によって、動かす方向はちがうので、いろいろ動かしてよい方向をさぐることです。

「抵抗を与えながら、気持のわるい方向から気持のよい方向へゆっくり動かし、ストンと脱力する」という要領さえわかれば、工夫しだいでいろいろな治し方があるはずです。

たとえば、後ろへ首をそらすと痛みを感じるようなら、図⑪のよ

操体法修得の手ほどき　29

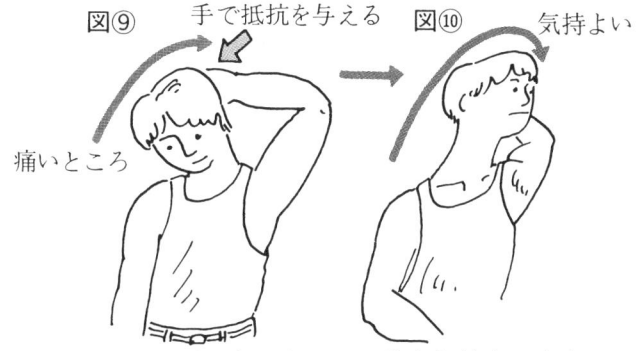

片手で抵抗を与えながら、首を気持よい方向へ倒していく。いちばん気持のよいところでしばらく力をため、ストンと脱力する

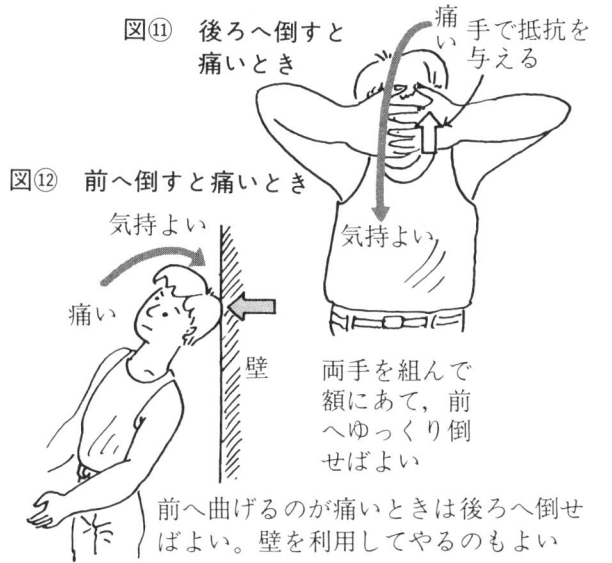

両手を組んで額にあて、前へゆっくり倒せばよい

前へ曲げるのが痛いときは後ろへ倒せばよい。壁を利用してやるのもよい

うなやり方をすればよい。片手でもよい。手のかわりに壁なども利用できます（図⑫）。とにかくきまった形などなく、工夫しだいでいろいろやれるところがおもしろい。

　そこで、応用問題を出しましょう。肩のコリを治すにはどうすればよいか。原則さえわかっていれば、あなたの工夫しだいで、簡単に治せるはずです。

● 入門その3
腰痛を治すには
医者にかかる前におためしを

♥足の長さは同じか

　腰痛のある人は，まず図⑬のように足の長さを調べてください。いちばん楽な姿勢で寝ころんで，足を投げ出し，くるぶしを合わせてみます。誰かに調べてもらうとよい。合わせたつもりでも5mm〜数cm違っていることが多い。長さが違っていると，からだが傾いてし

図⑬　足の長さは同じか？

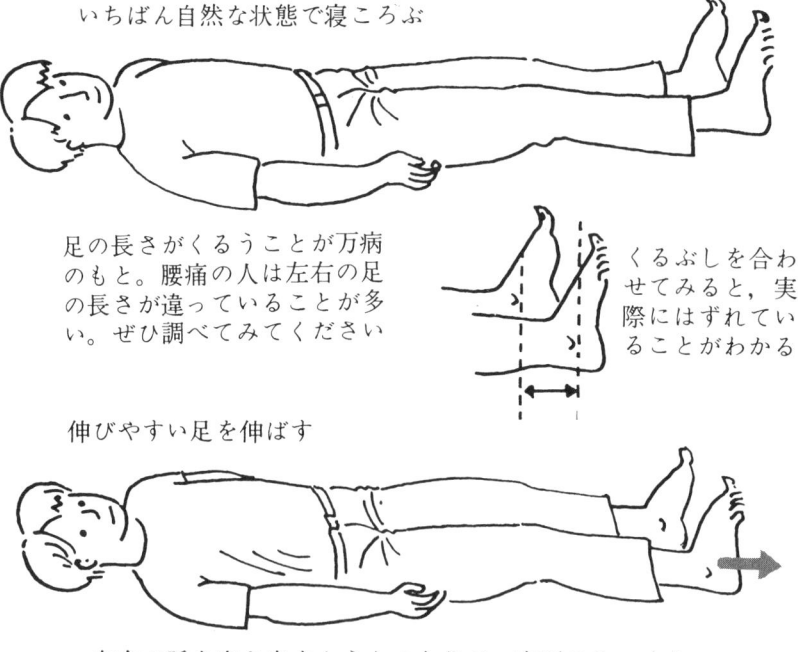

いちばん自然な状態で寝ころぶ

足の長さがくるうことが万病のもと。腰痛の人は左右の足の長さが違っていることが多い。ぜひ調べてみてください

くるぶしを合わせてみると，実際にはずれていることがわかる

伸びやすい足を伸ばす

左右の踵を突き出すようなつもりで，交互にゆっくり伸ばす。よく伸びるほうを3〜4回やる

図⑭ 足が歪めば全身が歪む

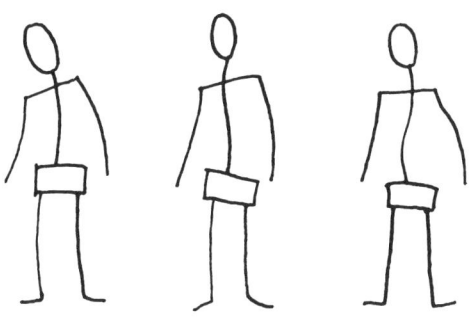

歪み方は決まっていない

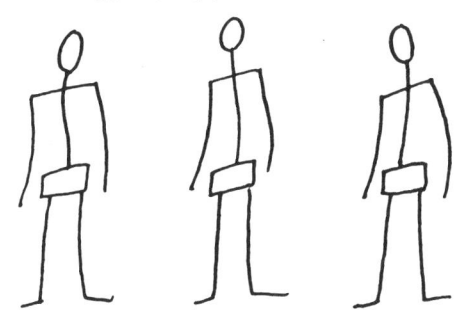

腰痛は足の歪みを治すのが基本

まいますが、腰と上半身でバランスをとっているので、両足の長さの違いに気がつかないことが多いのです。

　図⑭のように、そのバランスのとり方は、人によってもまちまちで、いろいろにからだが歪んでいます。レントゲンで調べてもわからないようなわずかの歪みでも、背骨から出ている神経を圧迫して、各種の病気を引き起こしています。そのことが現在の医学では理解されていません。だから、腰が痛いといって病院に行っても、医者は腰痛を治せません。腰痛なら、まず医者に行く必要はありません。次の操体法をやれば、簡単に治ります。

　腰痛のない人でもくるっていることがありますが、以下に述べる

方法でやれば、いろいろな病気が治せます。

　寝ころんだまま、左右の足をゆっくり交互に伸ばしてみます。どちらが伸びやすいかを静かに感じとります。伸ばしやすい足がわかれば、今度はその足だけをゆっくり伸ばします。足だけでなく、逆の足の膝や腰、肩が動いてもよい。いちばん気持のよいところで止め、2～3秒間そのままの状態に保ち、ストンと腰の力を抜きます。これを3～4回もくり返せば、足の長さがそろっているはずです。

　操体法で「ゆっくり動く」というときは、風呂の中で動いても波がたたないくらいのスピードを連想してください。「ストンと脱力する」というばあいは、じわじわ力を抜くのではなく、一気に全身の力を抜いて、グニャッとなる感じです。この要領さえわかれば、操体法でからだの歪みが治せるようになります。

　♥膝左右倒しの感覚差は
　今度は、図⑮のように膝を立てて左右にゆっくり倒してみます。

図⑮　楽なほうに膝を倒す

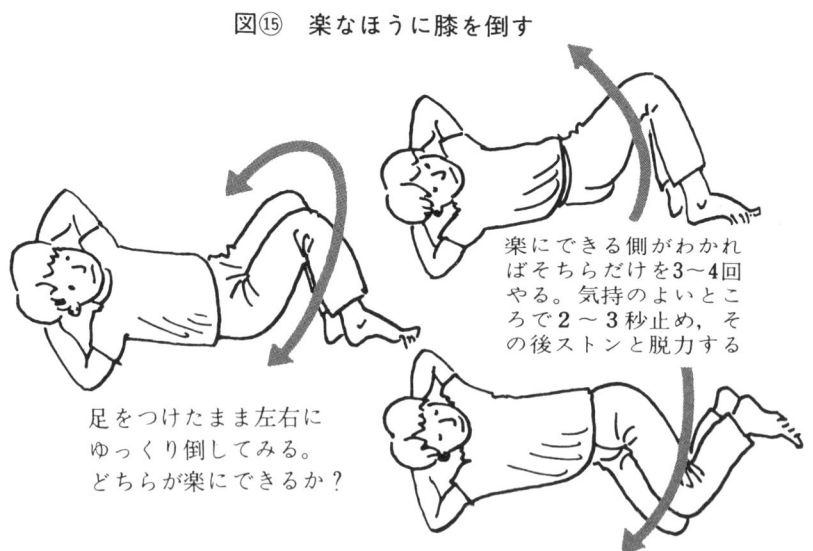

足をつけたまま左右にゆっくり倒してみる。どちらが楽にできるか？

楽にできる側がわかればそちらだけを3～4回やる。気持のよいところで2～3秒止め、その後ストンと脱力する

図⑯　膝の裏のコリ（圧痛）をとる

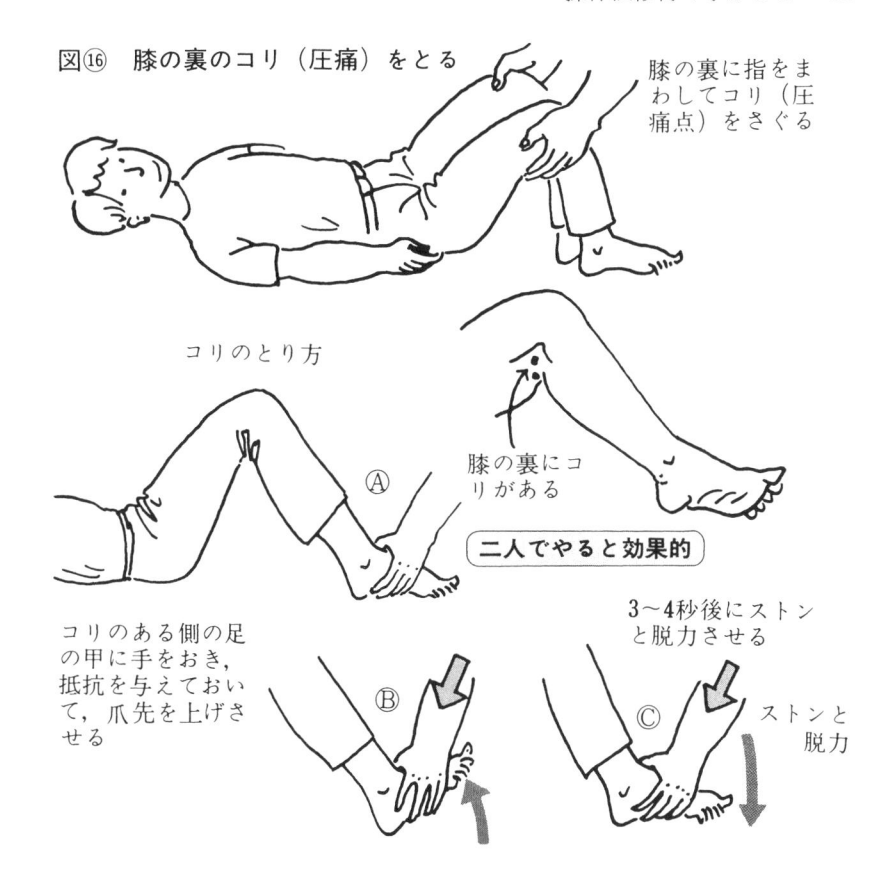

膝の裏に指をまわしてコリ（圧痛点）をさぐる

コリのとり方

Ⓐ

膝の裏にコリがある

二人でやると効果的

コリのある側の足の甲に手をおき，抵抗を与えておいて，爪先を上げさせる

Ⓑ

3〜4秒後にストンと脱力させる

Ⓒ　ストンと脱力

感覚の差はないか。どちらかに倒しにくい側があれば，倒しやすい側だけを3〜4回倒します。ゆっくり倒していき，気持のよいところで止めて2〜3秒間保ち，その後腰の力を瞬間脱力。左右の感覚差がなくなればよい。これで腰痛がかなり消えます。

　以上の図⑬〜⑮は，布団の中でできるので，腰痛が激しくて起き上がれないような人にはもってこいです。もちろん腰痛の軽い人や，その他の病気で悩んでいる人もやるとよい。

♥膝の裏にコリはないか

　腰痛のある人には，必ず膝の裏にコリ（圧痛点）があり，おさえると飛び上がるほど痛い。腰痛がなくても，からだに歪みのある人は，膝にムリがかかるのでコリがあります。腰痛に限らずこのコリをとり除くことが操体法の基本です。

　自分一人では調べにくいので，だれかに調べてもらうとよい。まず，膝を立てて，膝の裏に指を入れ横断的にさぐってもらいます。グリグリとしたコリがあり，おさえると非常に痛い。このコリのある足が歪んでいるのです（足だけでなく全身に影響する）。

　治し方は，図⑯のように術者は患者の足の甲に手を置き，抵抗を与えながら爪先を上げさせます。上がるところまで上げさせ，2～3秒間そのままの状態に保ち，その後ストンと足の力を抜かせます。3～4回もやれば，膝の裏のコリはとれています。

♥踵が尻につくか

　図⑰のようにして，踵が尻につくかどうかを調べてみます。つかないのは膝がかたくなって歪んでいる証拠です。図⑱のようにして治せば踵がつくようになりますが，図⑲のようにして治すのもよい。

　踵がつかないというのは，曲げるのが苦しいということですから，操体法の原則どおり，楽な動きつまり膝を伸ばせばよい。伸ばして瞬間脱力するのは，今までの要領と同じです。3～4回もやれば，踵がつくようになります。

　図⑲のやり方でも腰痛がとれます。本人はどちらの膝頭が脇の下へ引きつけやすいかを調べます。そして今度はやりやすいほうの足首をつかんで抵抗を与えながら，脇の下へ引きつけさせ，3～4秒間その状態を保ち，ストンと脱力させます。3～4回くり返します。

操体法修得の手ほどき　35

図⑰　踵がお尻につくか

正常なら踵が尻にペタンとつく。つきにくい足があれば③をやるとよくなるが、⑤をやってもよい

図⑱　つきにくいほうの足は伸ばすとよい

お尻に押しつけるのが苦しいということだから、逆に伸ばせばよい。抵抗を与えながら伸ばさせ、3〜4秒後に脱力させる

抵抗

図⑲　膝を脇の下に引きつける

交互に左右の膝を脇の下に引きつけさせる。引きつけやすい側の足に抵抗を与えて引きつけさせ、3〜4秒後に脱力させる

抵抗を与える

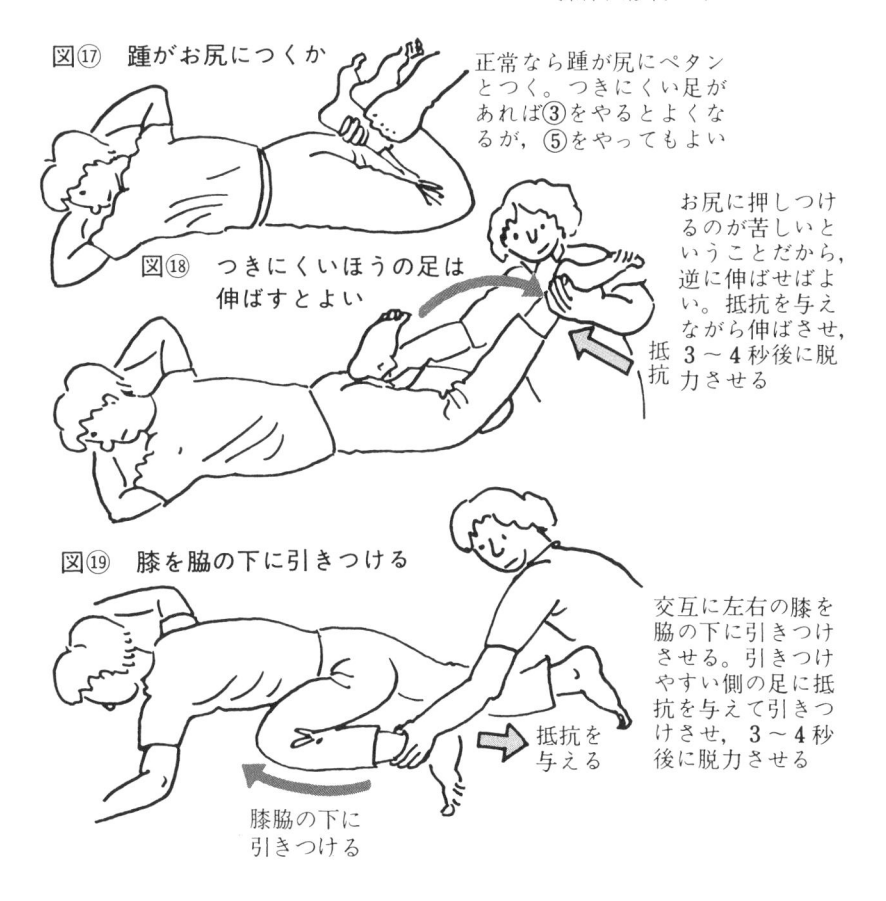

膝脇の下に引きつける

♥上半身からも治す

　足のほうから歪みを治したら、最後に上半身からも歪みを修正します。
　図⑳は上体を左右に倒しての重心移動。これを腰の状態を味わいながらやります。ときどき気づいたらやるとよい。
　図㉑は上体の左右のひねり。これもゆっくり左右にひねり、どちらが楽かを調べ、気持のよい側へ3〜4回ひねります。
　図㉒は今はやりのぶら下がり健康法ですが、これだけで腰痛が治

図⑳　体重の左右移動　　図㉑　上半身の捻転　　図㉒　ぶらさがり

楽な側を3〜4回

重心

倒す反対側の足に重心があるようにする

図㉓　上半身の前後屈

楽な側を3〜4回

楽なほうに動かすのが基本

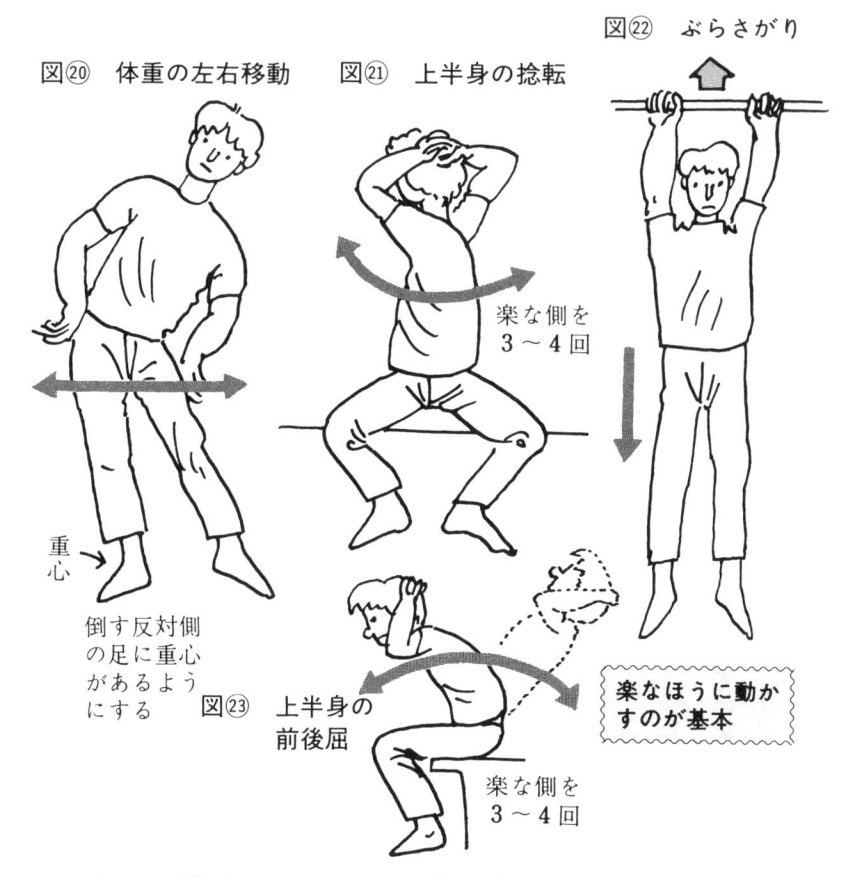

ると思うのは間違い。いろいろな治し方が必要です。

　図㉓は，上半身の前後屈。気持のよい側へ3〜4回まげるとよい。

　上半身の動かし方は，図⑳〜㉓の左右への倒し，左右へのひねり，上下の引っぱりと押しつけ，前後への曲げの八つしかありません。気持のよい方向をみつけて動けば歪みがとれ，下半身と連動して正体にもどります。

```
────●入門その４────
    肩コリ，五十肩を治す
                 下半身の歪みから治していく
```

♥肩だけ治すのは応急処置

　肩コリは肩だけがわるいのではありません。下半身の歪みが原因です。足の指の歪みが足のひら，足首，膝，腰，背骨，肩へとひろがっていきます。だから，足の先の歪みから治していくのが原則です。極端なばあいは，布団の中で足の指を動かしているだけでも治ることがあります。下半身の操体だけで肩のコリも治ることが多いのですが，"足の指から治す"といってもピンとこないでしょうから，応急処置として次の操体をやってみるのもよいでしょう。

　まず図㉕のように，肩の関節はどれだけ動くかのテスト。写真のように実に360度以上も動きます。だから，肩コリとひと口にいっても，人によってコリ方は千差万別。どんな動きが痛く，どんな動きが気持よいかは決まっていないので，自分でいろいろと動かして確かめ，気持わるい方向から気持よい方向へ動かして治します。痛みから逃げる動きをやれば治るのです。

　図㉖に一例をあげますので，各自工夫をしてもらいたい。右手を左肩に持ってくるのが痛いばあいの治し方です。右肘を左斜め上へ動かすのが痛い状態ですから，肘を右斜め下へ引く動作をします。そのとき左手

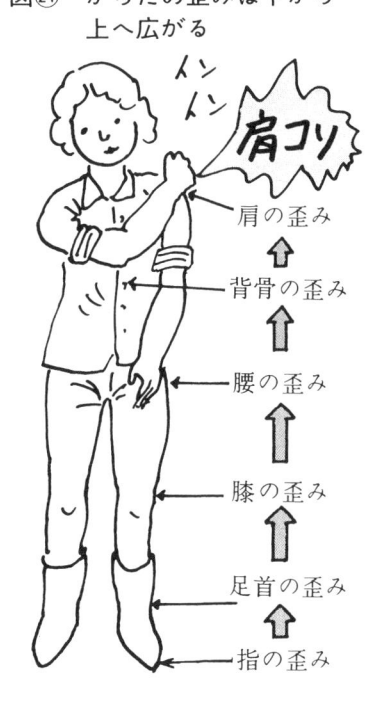

図㉔　からだの歪みは下から上へ広がる

図㉕　肩関節のテスト ── 片手を固定して360度以上動くかどうか

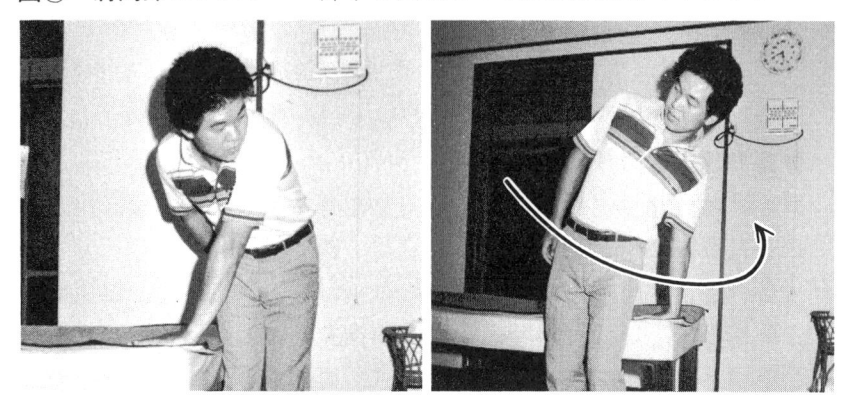

ふつう肩関節は360度以上動く。それだけに歪みの現われ方は千差万別。いろいろの角度に動かして気持のよい動き、わるい動きをさがす。

図㉖　右腕が上がらないばあいの治し方

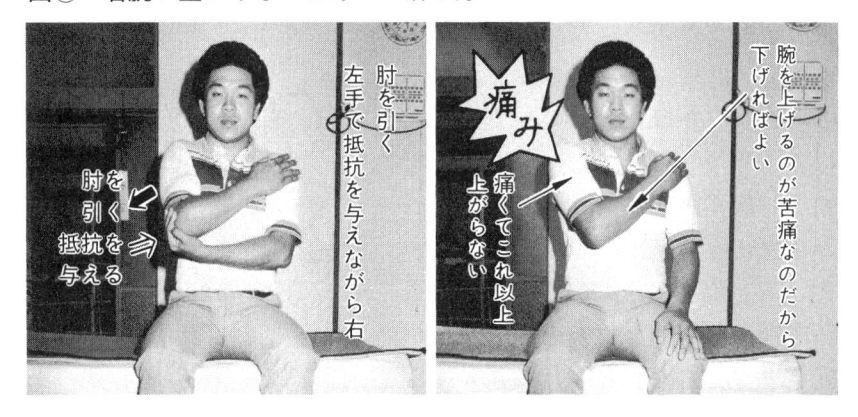

で抵抗を与え、右肘を気持よい方向へ引きます。気持のよいところで3〜4秒間止め、その後ストンと瞬間脱力します。3〜4回くり返すとよい。

♥足首の歪みをとる

　図㉖の操体は、本当は最後の仕上げにやるのがよい。肩コリの原

図㉗ 足首の歪みをとる —— 爪先を内・外側にまわす

外側へまわすと楽なばあい　　**内側へまわすと楽なばあい**

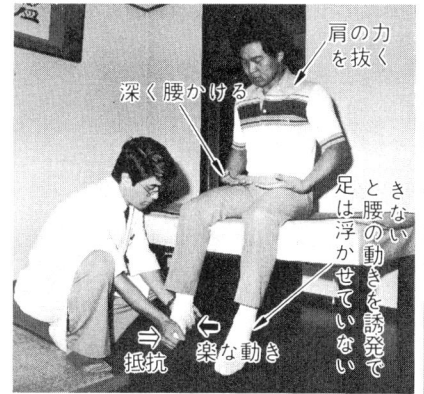

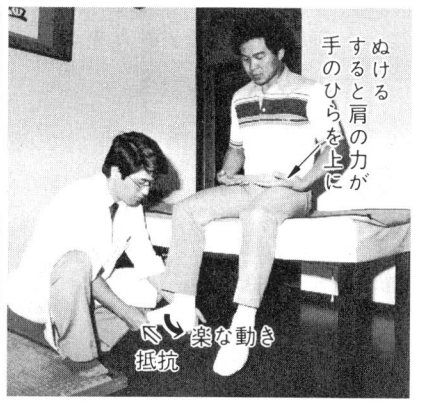

図㉘ 足首の歪みをとる —— 内・外側へのひねり

外側へひねると楽なばあい　　**内側へひねると楽なばあい**

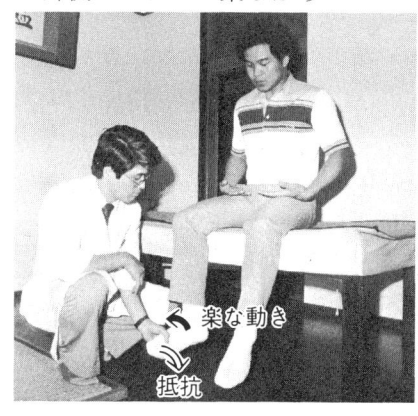

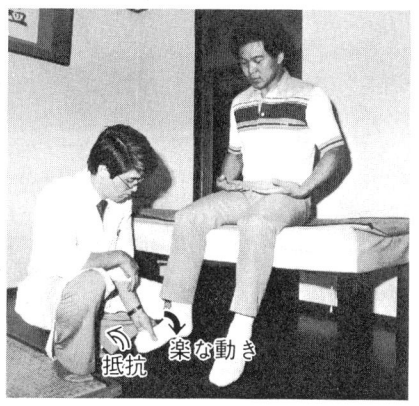

因は下半身にあるからです。順番としては，足の指の歪みから治し，しだいに上のほうへとっていくのがよい。しかし，足の歪みは素人には治しにくいので，足首の歪みからでも充分です。

　足首の歪みは，図㉗㉘のように左右，内外側のひねりに現われやすい。だから左右の両足首でこの四つの動きをやってみて，楽な動き，苦しい動きを確かめます。楽な動きを3〜4回くり返し，感覚

の差をなくします。一人でやるばあいは，楽な方向へ動かし，気持のよいところで3〜4秒間止め，瞬間脱力します。このとき，腰の動きを誘発しやすいように深く腰かけ，足が浮いている状態で行ないます。

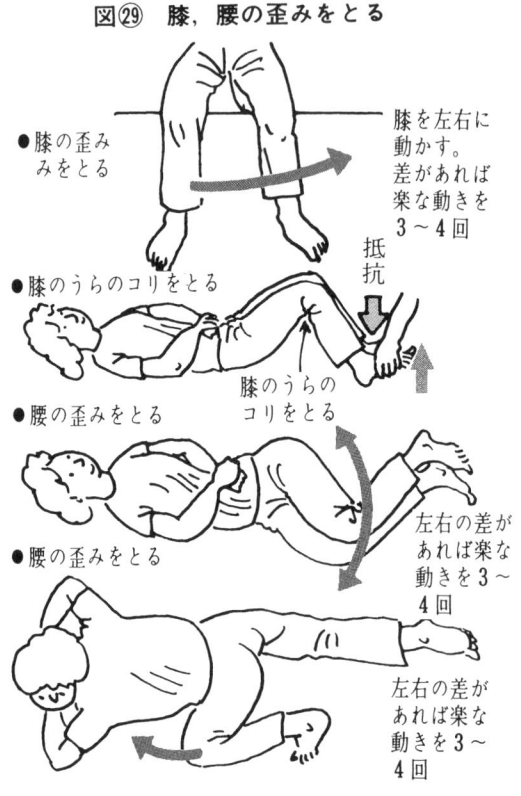

一人が抵抗を与えながらやると効果が高い。写真のように，本人に気持のよい動きを行なわせ，操者は抵抗を与え，3〜4秒間保った後に瞬間脱力させます。

図㉙　膝，腰の歪みをとる

- 膝の歪みをとる
  膝を左右に動かす。差があれば楽な動きを3〜4回
  抵抗
- 膝のうらのコリをとる
  膝のうらのコリをとる
- 腰の歪みをとる
  左右の差があれば楽な動きを3〜4回
- 腰の歪みをとる
  左右の差があれば楽な動きを3〜4回

♥膝，腰の歪みをとる

足首の歪みがとれたら，今度は膝，腰の歪みを治していきます。まず，図㉗㉘と同じように腰かけ，足を交互に左右にゆっくり振り，感覚の差を確かめます(図㉙)。差があれば気持のよい動きをします。抵抗を与えてもらいながらやると，より効果的です。

以下，膝の裏のコリをとる方法，腰の歪みをとる方法は「入門その3」を参照してください。

肩コリ，五十肩などは，足首，膝，腰の歪みをとれば治るものです。

───●入門その5───
　食欲不振の解消法
　　　　　　　　　　　　　　朝食前の5分でできる

♥右肩を上げれば食欲モリモリ

　夏になると，どうしても食欲がなくなります。食欲不振の人は，ぜひこの操体法をやってみてください。朝食前に5分ほどこれをやるだけで，食欲不振だけでなく，体調が整って，その日の好スタートを切ることができます。

　昔から，右肩が上がっている人は，大食漢だといわれています。事実，右の肩が上がっている人は，食欲の旺盛な人が多い。これは，右肩が上がることによって，胸椎（背骨）から出ている胃液分泌の神経を刺激するため，食欲が増進するからです。また，食べすぎや胃液分泌が多すぎて胃をわるくするのもこのタイプの人。逆に右肩の下がっている人は，胃液分泌の神経の刺激が少なく，食欲不振になり，あまり食べられません。だから，食欲のないときは，右肩を上げるようにすれば，神経が刺激されて食欲が出てきます。

　食欲のないときは，新聞を左側において読みながら食べると，自然に右側が上がるのでよく食べられます。少し右肩に体重をかけて，からだをちょっと左にひねれば，右肩が

図㉚　右肩が上がっていると食欲旺盛

右肩が上がると胸椎から出ている胃液分泌の神経が刺激されて食欲が出る。刺激が過剰になると胃カイヨウになりやすい

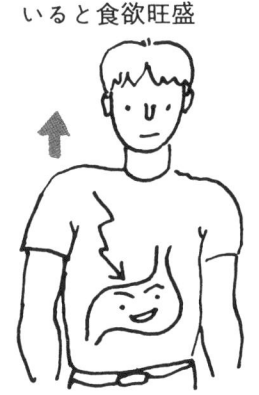

図㉛　右肩が下がっていると食欲不振

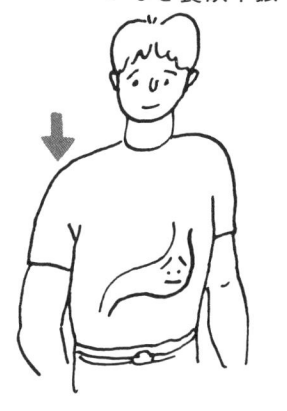

図㉜　食欲のない人は右肩を上げるとよい

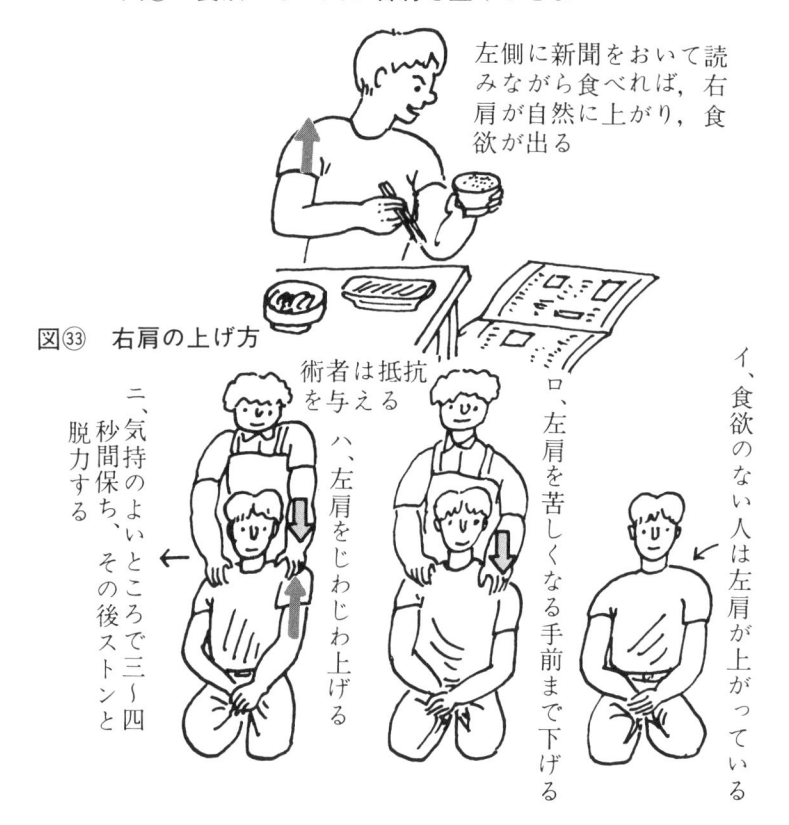

左側に新聞をおいて読みながら食べれば，右肩が自然に上がり，食欲が出る

図㉝　右肩の上げ方

術者は抵抗を与える

イ、食欲のない人は左肩が上がっている

ロ、左肩を苦しくなる手前まで下げる

ハ、左肩をじわじわ上げる

ニ、気持のよいところで三〜四秒間保ち、その後ストンと脱力する

前に出て上がります。左側に新聞をおいて読めば，こんな姿勢になります。

　いつも右肩が下がっている人は，図㉝のようにして治せばよい。

　操体法の「気持のよいほうに動かす」という原則を思い出せばよい。右肩が下がって，左肩が上がるということは，左肩を上げているほうが気持よい状態にあるということになります。だから，右肩を上げてやることによって，左右のバランスがとれます。

　図㉝のイ〜ニのように，まず最初は左肩を苦しくなる手前まで下

図㉞　食事前にやると食欲増進・腰ふり運動

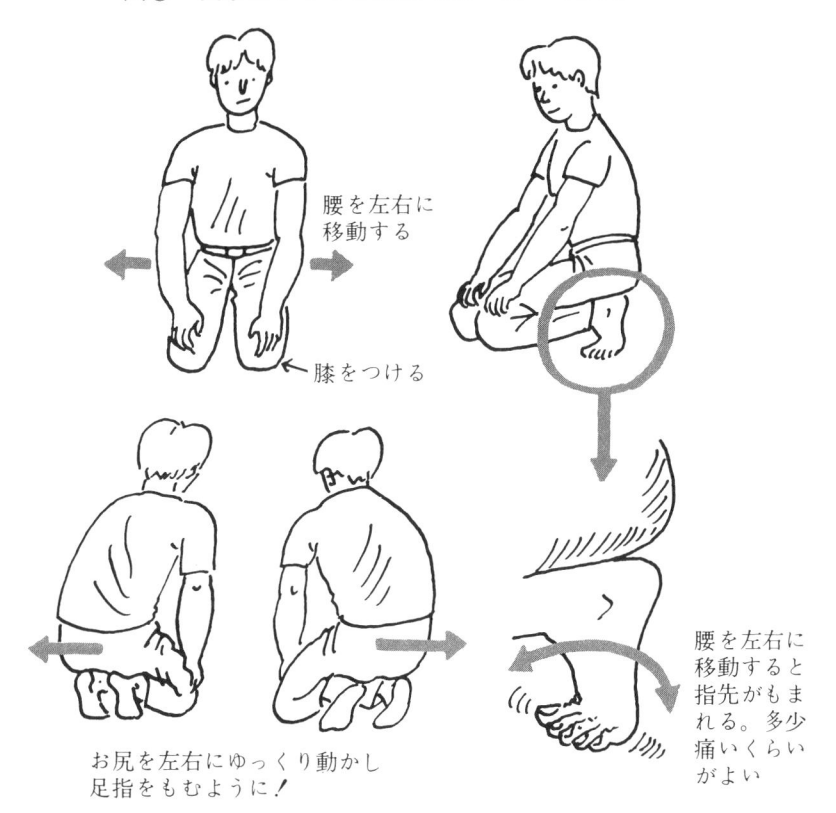

腰を左右に移動する
膝をつける
お尻を左右にゆっくり動かし足指をもむように！
腰を左右に移動すると指先がもまれる。多少痛いくらいがよい

げ，そこからジワジワ肩を上げていきます。一人でもやれますが，操者に後ろから左肩をおさえてもらい，抵抗を与えながらやるとよい。左肩をいちばん気持よいところまで上げ，3〜4秒間力をため，その後ストンと脱力します。これを3〜4回もやれば，右肩が上がり，バランスがとれるようになります。

♥尻で足指をマッサージする

　図㉞のように，足首を立てて，お尻を左右に移動することによっ

図㉟　お年よりのやり方

背中の曲がっているお年よりは、背中を伸ばすのが苦しい

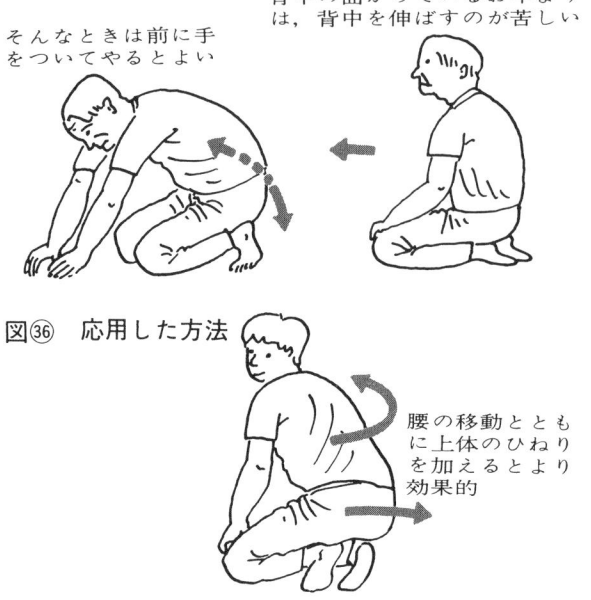

そんなときは前に手をついてやるとよい

図㊱　応用した方法

腰の移動とともに上体のひねりを加えるとより効果的

て、食欲を増進させる方法もあります。この方法は、食欲だけでなく、からだのすべての部分に効果があるので、朝食前に3〜5回やると、1日の好スタートが切れます。お年よりのばあいは図㉟のようにやるとよいでしょう。

　現代人は足の指が退化して動きにくくなっています。皮靴などで指が固定され、奇形化しているからです。足の指が動かないために、いろいろな病気や不健康の大きな原因になっているといってもよい。

　ハリや灸、マッサージなどで知られているように、足の裏には全身のツボがあります。たとえば、足の親指は副交感神経に関係し、体液をつかさどります。腎臓、のど、舌、鼻、眼球、腸などに関係します。同じように、第2指は消化器系、第3指は循環器系、第4指は神経系、第5指は交感神経や泌尿器系、生殖器にも関係がある、といわれています。

　だから、足の指をもむだけで大きな効果があるわけです。この操体法は、お尻を左右に移動することによって、体重で足の指を自然にマッサージします。日ごろ動かしていないので多少痛いですが、それくらいのほうが効果があります。

このやり方が優れているのは，お尻を左右に動かすことによって，全身が動くところにあります。これでからだの歪みも発見できるし，歪みもとれます。背骨も動きますから，足の指からの刺激だけでなく，先ほどの胸椎の胃液分泌の神経も刺激され，食欲が増すわけです。ぜひ，毎朝食事前に数回やってみていただきたい。

●入門その6

高血圧・低血圧を治す

薬での上げ下げは時に危険

♥高血圧・低血圧になりやすい人

高血圧になりやすいタイプは，図㊲のように重役型の首，肩の人に多い。上半身がかたく，力が入っているので，肩や首スジがコリやすい。血管が圧迫されるので心臓ポンプの圧力を上げなければなりません。これが高血圧です。

高血圧の人は，肩や首のコリをとり，上半身をやわらかくすれば，血圧がスーッと下がってくるからおもしろい。首スジや肩のコリは基本的には足腰に歪みがあるためで，根治するには基本を治す必要があります。足腰の歪みをとる操体法は，入門その3，4，5を参照していた

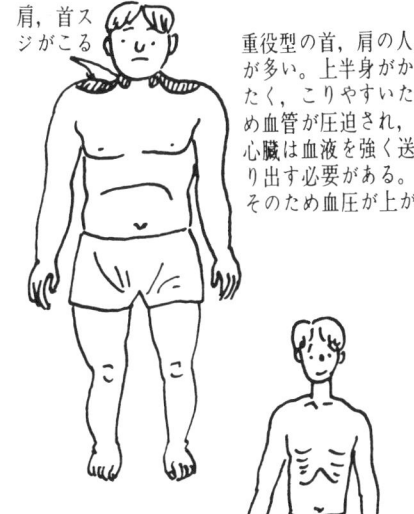

図㊲　高血圧型の人

肩，首スジがこる

重役型の首，肩の人が多い。上半身がかたく，こりやすいため血管が圧迫され，心臓は血液を強く送り出す必要がある。そのため血圧が上がる

図㊳　低血圧型の人

腰くだけ（骨盤が開いている）や前かがみのヤセ型の人に多い。立ちくらみがする

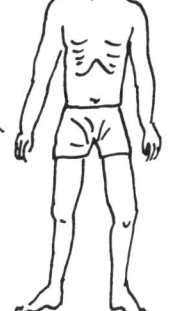

だきたい。

　低血圧のタイプは，図㊳のような腰くだけのネコ背の人に多い。腰くだけは骨盤が開きすぎているわけで，骨盤や関節のずれなどによっておきます。だから，低血圧も足と腰の歪みを治すことが必要です。歪みがとれれば，血の巡りもよくなり，自然に血圧が上がってきます。

　♥布団の中で低血圧を治す

　低血圧の人は，血の巡りがわるいから目ざめがわるい。いつまでも布団から抜け出せない。そんな人は，図㊴のイ），ロ）のような操体法をやれば，スッキリ起きられます。

　まず眼がさめたら，左右の足をゆっくり交互に伸ばしてみます。踵を突き出すという感じ。左右の伸びぐあいを確かめ，伸びやすいほうの足を3〜4回伸ばします。両方同じなら交互に3〜4回やります。

　次は布団の中で膝を立て，左右に倒してみます。倒しにくい側があれば，そこから楽なほうへ倒していき，倒しきったところでしばらく力をため，一呼吸した後ポトンと腰の力を抜きます。3〜4回くり返します。

　これですっきり目ざめるし，腰の歪みもとれています。今度は起き上がって，図㊴のハ）のように腕と腿（もも）を上がるところまで振り上げながら，ドンドン足踏みを20〜50回やります。これでくだけていた腰がピシッとします。血圧の低い人は，血圧を上げるため図㊴のニ）のような栄養ドリンクを朝晩飲むとよい。

　♥高血圧には上半身をやわらかく

　この方法は，寝ているとき以外はどこでもやれますので，肩のコリや疲れに気がつけばやるとよい。

　まず図㊵のイ）のように，左右の肩を交互に上げてみます。どち

図㊴　低血圧の治し方

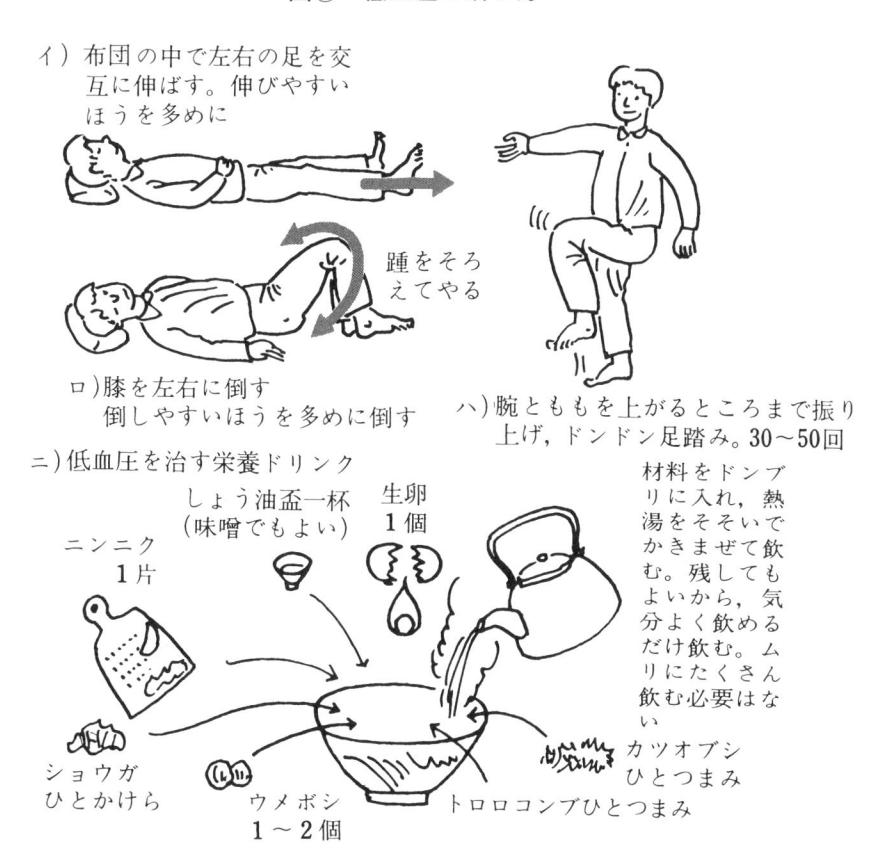

イ）布団の中で左右の足を交互に伸ばす。伸びやすいほうを多めに

ロ）膝を左右に倒す
　　倒しやすいほうを多めに倒す

　　踵をそろえてやる

ハ）腕とももを上がるところまで振り上げ，ドンドン足踏。30〜50回

ニ）低血圧を治す栄養ドリンク

ニンニク1片
しょう油盃一杯（味噌でもよい）
生卵1個
ショウガひとかけら
ウメボシ1〜2個
トロロコンブひとつまみ
カツオブシひとつまみ

材料をドンブリに入れ，熱湯をそそいでかきまぜて飲む。残してもよいから，気分よく飲めるだけ飲む。ムリにたくさん飲む必要はない

らか上げにくい肩があればそちら側はやらず，楽な肩を上げます。ゆっくり肩を上げていって，最高点にきたらそこで3〜5秒間保ち，その後ストンと脱力して肩を落とします。3〜4回くり返して，左右の感覚の差がなくなっていればそれでよい。まだ差が残っているなら，しばらくしてからまたくり返してみます。左右の感覚が同じになったら，図㊵のロ）のように両肩を上げ，ストンと脱力するのを2〜3回やるのもよい。

　首スジのコリをとるには，図㊶のイ）のようにいろいろ動かして

図㊵　高血圧の治し方(1)

はじめに足腰のバランスをとってから
肩や首スジのコリをとるようにすること

肩のコリをとる

イ) 左右の肩を交互に上げて
みる。どちらが楽に上が
るか。楽なほうの肩を上
げ、いちばん気持よいと
ころで止め、2〜3秒後
に脱力してストンと落と
す。2〜3回くり返す。
左右の感覚が同じになれ
ばよい

ロ) 左右の感覚が同じに
なれば、今度は両肩
を上げて、いちばん
気持のよいところで
2〜3秒保つ。その
後ストンと脱力して
肩を落とす。3〜4
回やると、肩がやわ
らかくなっている

ストンと
肩を落とす

みて、どのように動かしたときに痛くて、どのように動かしたとき
が楽かを、まず調べます。わるい動き（痛い、苦しい、窮屈、ひっ
かかるなど）のところから、ゆっくり楽な側へ動かしていきます。
そして、いちばん気持のよいところでしばらく保ち、その後ストン
と力を抜きます。これを3〜4回くり返せばコリはとれてきます。
動かし方の基本はみな同じなので、いろいろな動かし方を試みると
よい。

図㊶ 高血圧の治し方(2)

イ) 首スジのコリをとる

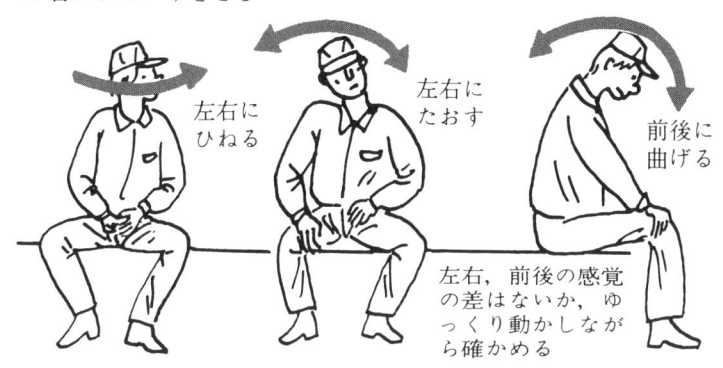

左右にひねる　　左右にたおす　　前後に曲げる

左右, 前後の感覚の差はないか, ゆっくり動かしながら確かめる

ロ) 治し方の1例：右首スジに痛みがあるばあい

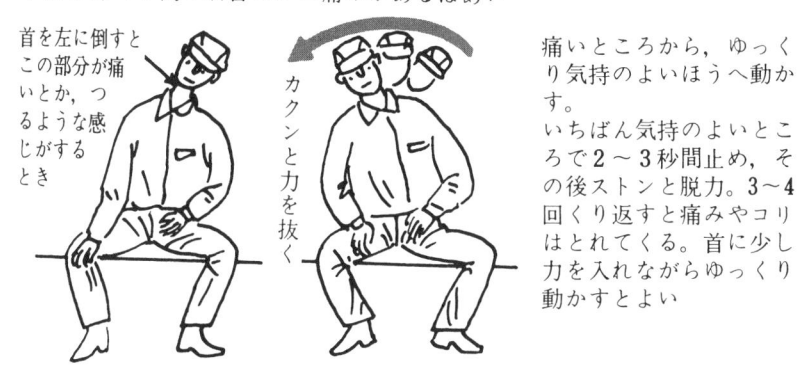

首を左に倒すとこの部分が痛いとか, つるような感じがするとき

カクンと力を抜く

痛いところから, ゆっくり気持のよいほうへ動かす。
いちばん気持のよいところで2〜3秒間止め, その後ストンと脱力。3〜4回くり返すと痛みやコリはとれてくる。首に少し力を入れながらゆっくり動かすとよい

```
━━━●入門その7━━━━━━━━━━━━━━━━━━━
   おやすみ前に腹式呼吸
                        昼間たまった歪みをとる
```

♥寝る前に歪みを治す

　昼間の仕事や家事などでからだはくたくた。そんなときはすぐに布団にもぐり込みたい。でも，ちょっと待ってください。とくに同じ姿勢で長時間つづける仕事についているような人は，どうしても骨格（関節）に歪みがきます。これを治さずそのまま寝てしまいますと，翌朝首が回らないとか腰が痛いとかいうことになります。それを単なる筋肉痛だと思っているでしょうが，実は骨の歪みが原因となっています。

　そうなりたくなければ，寝る前に5分間でいいから，からだをいろいろ動かしてみてください。どんな動かし方でもいい。たとえば図㊷のような動き（操体法の基本運動）でもよい。からだの歪みを見つけ，治す動きだからゆっくり力まずに動かし，各部分の異常感覚を探ってください。もし，痛いところがあればムリをせず，反対の楽な動きを多めにくり返すこと。

　人間のからだは，気持のよい楽な動きをくり返せば，必ず歪みは治るようにできています。

♥1日10回の腹式呼吸で無病息災

　体操がすめば腹式呼吸はぜひ実行していただきたい。からだに異常（コリ，痛み，だるさ）を感じていないときは，腹式呼吸だけでもよい。長生き（息）したいのなら，長い息のできる腹式呼吸をおぼえることです。どうせ人間死ぬまで息をしなければならないのですから，いい息のしかたを知らないと損というものです。

　これを毎晩つづけていると，起きて仕事をしているときでも下腹に力が入るようになります。つまり腹が練れてきたということです。

操体法修得の手ほどき　51

図㊷　寝る前に基本運動を

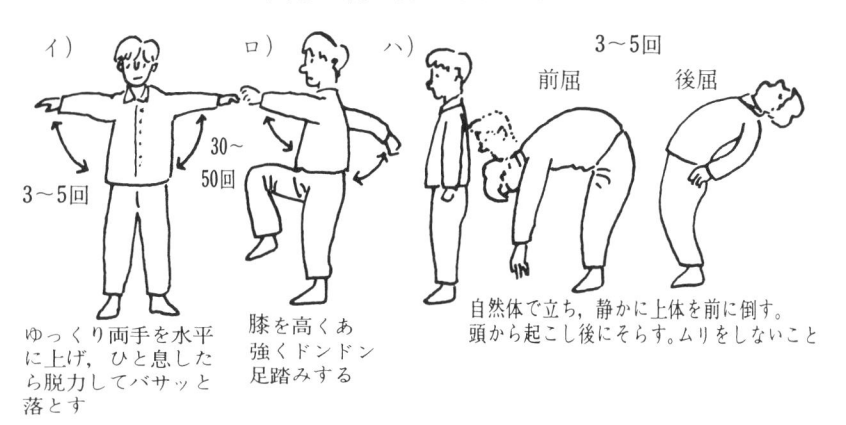

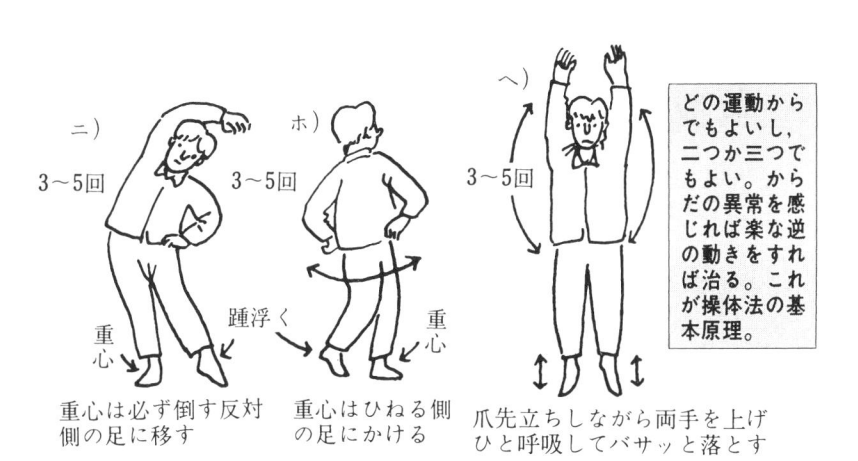

イ）3〜5回
ゆっくり両手を水平に上げ、ひと息したら脱力してバサッと落とす

ロ）30〜50回
膝を高くあげ強くドンドン足踏みする

ハ）3〜5回　前屈　後屈
自然体で立ち、静かに上体を前に倒す。頭から起こし後にそらす。ムリをしないこと

ニ）3〜5回
重心は必ず倒す反対側の足に移す
重心

ホ）3〜5回
踵浮く
重心はひねる側の足にかける
重心

ヘ）3〜5回
爪先立ちしながら両手を上げひと呼吸してバサッと落とす

どの運動からでもよいし、二つか三つでもよい。からだの異常を感じれば楽な逆の動きをすれば治る。これが操体法の基本原理。

　腹ができた人とか腹が坐った人というのは、そういうことです。腹が練れると、落ち着きが出て、判断が早くつき、実行力がつきます。名人とか達人といわれる人は、みなこの息のしかたのコツをつかんでおり、長生きしています。
　さて腹式呼吸のやり方ですが、まず図㊸のイ）の姿勢をとってください。両足は腰の幅くらいに開き、足先は内側に向け、膝頭を軽くくっつけます。このときふつうの人なら、背中（腰の上あたり）

図㊸ 寝る前に腹式呼吸をやろう

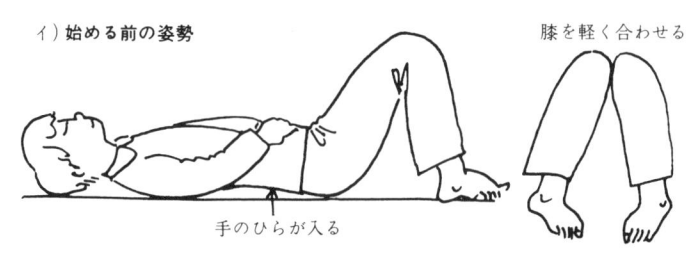

イ) 始める前の姿勢

膝を軽く合わせる

手のひらが入る

両足を腰幅くらいに開き，足先は八の字形にして軽く爪先を踏む気持

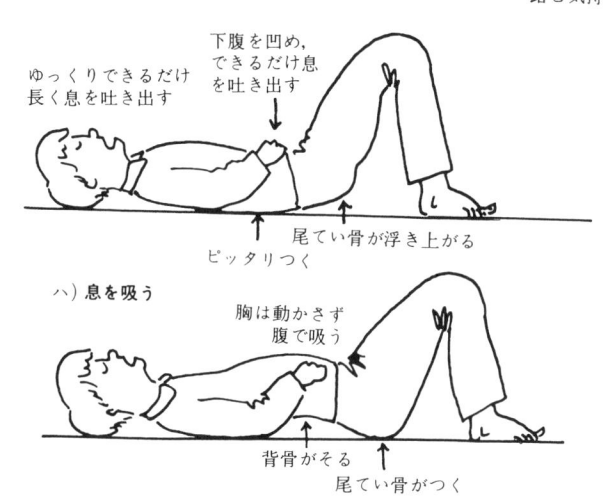

ロ) 息を吐き出す

ゆっくりできるだけ長く息を吐き出す

下腹を凹め，できるだけ息を吐き出す

ピッタリつく

尾てい骨が浮き上がる

ハ) 息を吸う

胸は動かさず腹で吸う

背骨がそる

尾てい骨がつく

ニ) 寝る前に10回やる

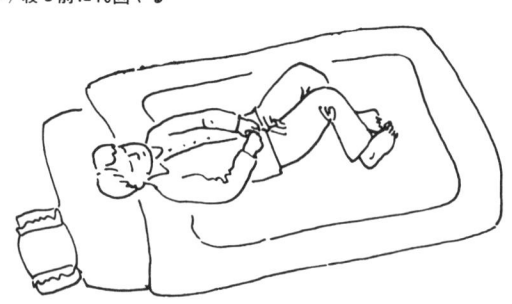

は手のひらが入るくらいすき間があります。

　次にロ）のように，下腹をできるだけ凹ませゆっくり息を吐き出します。すると浮いていた背中がピッタリと床にくっつき，尾てい骨と恥骨が浮き上がるようになります。肛門を縮めるようなつもりで力を入れるといいでしょう。

　今度は息の吸い方ですが，これはあまり気にしなくてもよく，下腹で吸うつもりでやればよい。全部吐ききれば自然に息がつけます。このときハ）のように，背骨や体中の骨がおどろくほどよく動くのがわかるでしょう。長い息ができるほどよいやり方です。

SŌTAIING SLOWLY
....
ゆっくりと，快感覚を味わって─── ＊操体法入門のおさらい

　以上，実際的な例を七つ用いて操体法のやり方を説明しました。ここでおさらいをしておきます。

　♥操体法の基本は
①痛くない方向へ動く（たとえば肩が痛くて腕を上げにくいときは，痛くなる直前まで腕を上げておき，そこから静かにおろしてくる）。
②ゆっくり動いて感覚を味わう
③気持のよいところで動きを止め，気持よさを2〜3秒味わって瞬間的に脱力
④つねに息を吐きながら動く
　これだけのことです。

　♥二人でやるのが効果大
　操体法は一人でもできますが，効果抜群なのはやはり誰かに操体してもらうことです。そのばあいは，
①操体法を受ける本人は，からだから余分な力を抜いて仰臥（あお向け），伏臥（うつぶせ）などの姿勢をとります。
②操者が動診，触診（57ページ参照）をして，本人のどこにからだの歪みがあるか，どの方向に本人はからだを動かしにくいか，を調べます。
③その結果によって各種の操体を施していきます。そのやり方は，本書の「基本型編」「実技編」で詳しく解説しています。

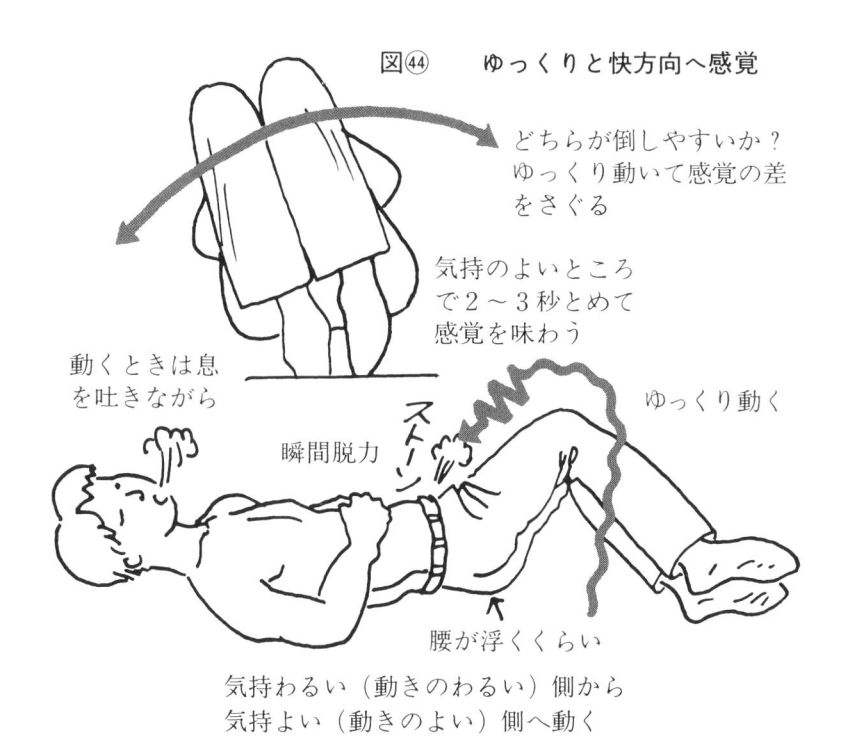

図㊹　ゆっくりと快方向へ感覚

どちらが倒しやすいか？
ゆっくり動いて感覚の差
をさぐる

気持のよいところ
で2〜3秒とめて
感覚を味わう

動くときは息
を吐きながら

ゆっくり動く

瞬間脱力

腰が浮くくらい

気持わるい（動きのわるい）側から
気持よい（動きのよい）側へ動く

♥どこまでもゆっくりとしなやかに

　本人は，操者に指示された動き方，動かし方を，"息を吐きながら，ゆっくりと力を入れずに"行なうことです。ムキになって力んで動かしたのでは，操体の効果は半減します。本書でいう"ゆっくり"とは，水面下に入れた手を動かしても波がたたない速さのことです。たとえば，顔を正面から右に向けるのに5〜6秒かける速さをいいます。この"ゆっくり"を2〜3回試して動き方をおぼえてください。操体法の動きはすべて"ゆっくり"です。

　なぜゆっくり動かす必要があるかというと，それは，からだをゆっくり動かすと，動かしたときの微妙な感覚の変化がわかりやすく，速く動かすとわかりにくいためです。つまり，速く動かして痛いと

感じたときは，すでにあったからだの歪みをさらにこじらせた状態にしてしまうことになるのですが，"ゆっくり"動かすと痛みの出る直前で動きを止められ，歪みをこじらせるのを防げるからです。

痛みの出る直前には"これ以上になると痛くなりますよ"という警告信号として"異常感覚"が発生します。この異常感覚の感度は，痛みの感度より非常に低いものですから，速く動かしていきなり痛くなったときは感じていないかもしれません。ギックリ腰になる原因の一つはこのためです。ですからからだを"ゆっくり"と動かしていると，その異常感覚の発生を確かめられますので，その時点で動きを止め，痛みを出さないようにすることが肝心となります。

♥操体法の心得

操体法の写真とイラストの説明には，ちょっと聞き慣れない字句が出てきます。また同じ用語・字句をくり返し使わなければ，からだの動きは表現できません。そのために操体法では統一用語を決めていますので，操体の動き方（動かし方）と用語を簡単に説明しておきます。

動かし方・動き方

操体の動きは
　　①痛い・苦しいということをしない
テレビ体操やラジオ体操のように
　　②一定のリズムにしたがわない
スポーツのような
　　③力とスピードを必要としない
感覚的な快方向に
　　④息を吐きながらゆっくり動かす
ということです。
感覚的な快方向とは，からだを対称的に動かす
　　⑤動診を行なって

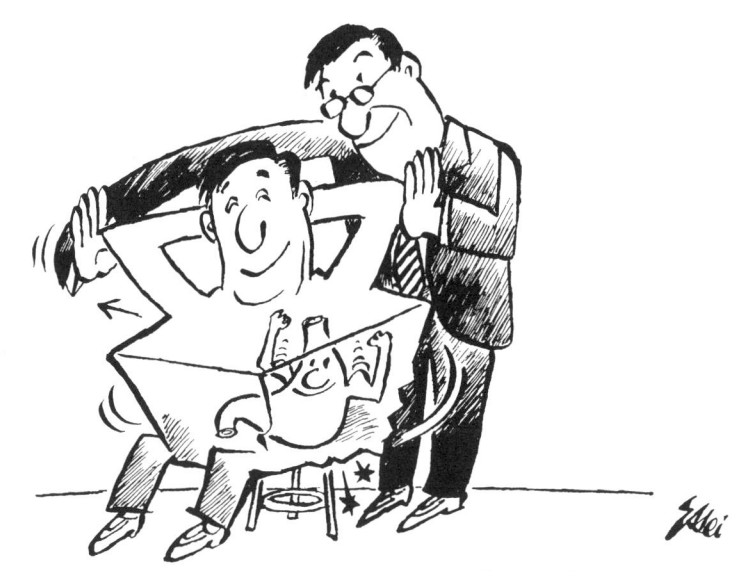

ゆっくりと快方向へ感覚を味わいながら"ひずみ"をとろう

動きの
　⑥快（動きやすい）
　⑦不快（動きにくい）の快をいいます。
それがわかったら
　⑧からだの力をできるだけ抜いて
　⑨息を吐きながら
　⑩ゆっくりと動きます。
その動きに
　⑪操者の若干の抵抗を受けながら
　⑫適当な位置まできたら
　⑬ためを3〜5秒間行ない、最後に
　⑭瞬間脱力すると効果があります。

♥操体法統一用語解説
　操者　操体を行なう人。

本人　操体を受ける人。
自力　自分で動くこととその力。
他力　他人から動かされることとその力。
快　動かしやすい，痛くない，円滑である。
不快　動かしにくい，痛い，円滑でない。
動き　自力・他力の動きすべて。
動診　からだを動かして快・不快を調べること（運動分析ともいう）。
からだの力をできるだけ抜く　最小限の力で動くという意味。
息を吐きながら　息をゆっくり吐きながら動くと，不快感が解消されやすい。
ゆっくり　水面下に入れた手を動かしても波がたたない速さ。
抵抗　本人の動きをほんの少しジャマする程度。
適当な位置　本人の快の動きで"動きやすい範囲内"をいう。
ため　動かしている力はそのままで快の動きだけを止めること。
瞬間脱力　ためている力を一気にパッと抜くこと（ガクガクと抜くのではなく，ストンと抜く感じ）。
圧痛　指で軽く押すと痛みがあること。
緊張（コリ）　脱力したからだでも筋肉がかたくなっており，その面積のやや広い状態。
硬結（シコリ）　緊張と同じだが面積が小さいこと（指先に感じる程度からウズラの卵大まで）。
重さを感じる　仰臥B－4の操体（94ページ）で第5指と第3指を持ったとき，第5指のほうが重く感じることがある。そのことをいう。

SOTAIING EASY

誰でも，どこでもできる操体法 ── ＊操体法上達のコツ

♥どんな症状にもまずこの操体

　操体法は足から治していくのが基本ですが，簡単で効果が大きく，どんな症状の人にもまず最初にやってみるとよいというきわめつけの操体法が，膝の裏のコリをとる方法です（図参照，詳しくは「基本型コーナー」の〈基本型１〉仰臥G―１を参照）。

　足の指にできた歪みが，足首や膝の関節を伝わって上に拡大されていきます。ところが足指の関筋は小さいので，歪みはとりにくい。素人でも簡単に治せるのが膝の裏のコリをとり除く方法。これができれば，骨盤の歪みがとれ，背骨がしゃっきりし，全身のかなりの歪みがとれます。

　膝の裏のコリを発見するには，本人を寝かせ，力を抜いて膝を立

図㊹　膝の裏のコリの発見法と治し方（腰痛その他全体）

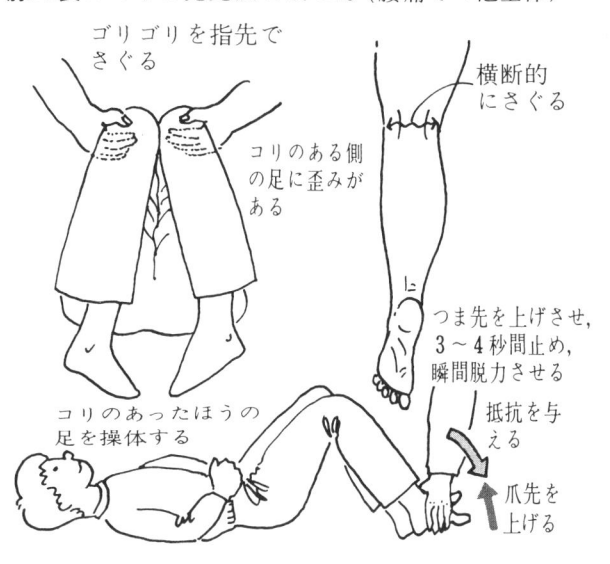

- ゴリゴリを指先でさぐる
- コリのある側の足に歪みがある
- 横断的にさぐる
- つま先を上げさせ，3～4秒間止め，瞬間脱力させる
- 抵抗を与える
- 爪先を上げる
- コリのあったほうの足を操体する

図㊻ 一人でやるときは抵抗を与えると効果が高い

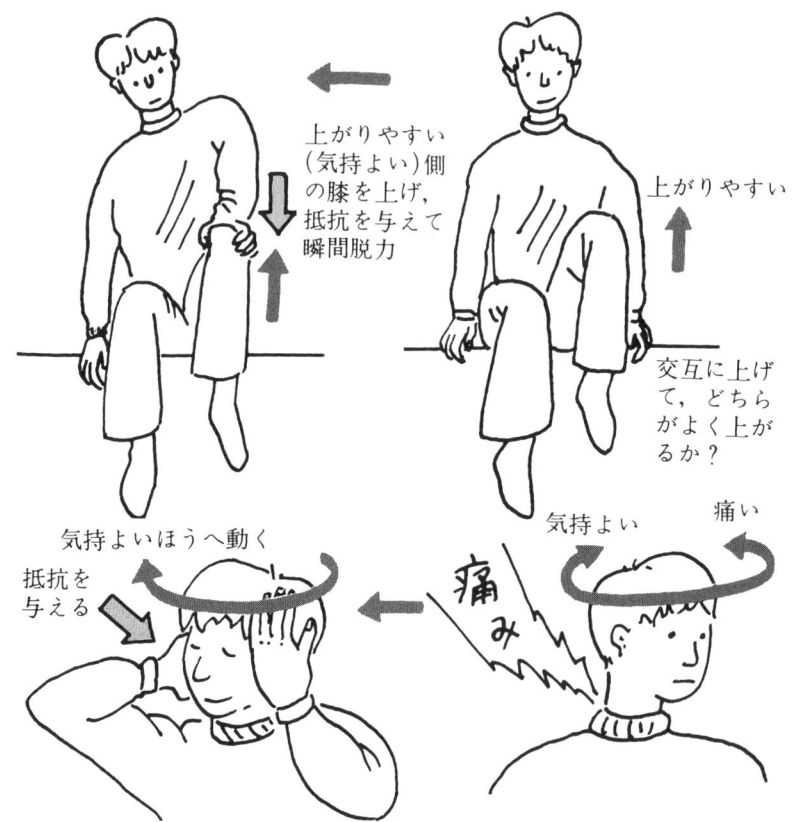

上がりやすい（気持よい）側の膝を上げ，抵抗を与えて瞬間脱力

上がりやすい

交互に上げて，どちらがよく上がるか？

気持よいほうへ動く
抵抗を与える

気持よい　痛い
痛み

てさせ，膝の裏を指先で横断的にさぐります。一方の膝にゴリゴリとしたスジ（筋の線）があり，力を入れると非常に痛がります。両方の膝にコリがあるばあいもあるし，からだに異常があっても，コリが発見できないこともあります。そのときはほかの操体をします。

♥一人でやるときのコツ

二人でやるばあいは抵抗を与えながらやりますが，一人のばあいでも抵抗を与えながらやると効果が大きい。気持のよいほうへ動く原則は同じで，その動きに抵抗を与えるのです。工夫さえすればい

図㊼　圧痛点をおさえて痛みから逃げる

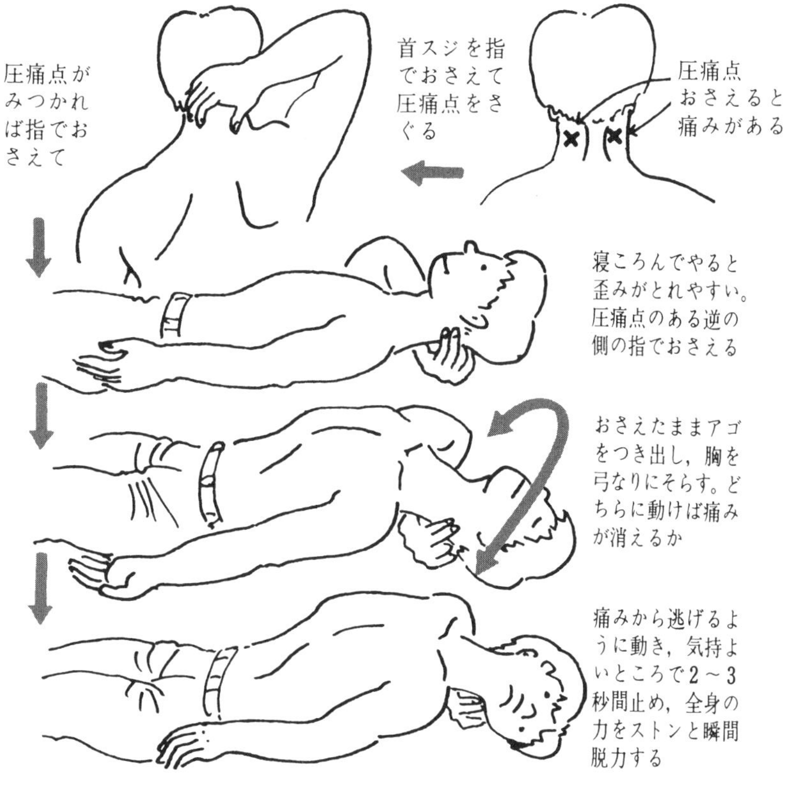
圧痛点が
みつかれ
ば指でお
さえて
首スジを指
でおさえて
圧痛点をさ
ぐる
圧痛点
おさえると
痛みがある
寝ころんでやると
歪みがとれやすい。
圧痛点のある逆の
側の指でおさえる
おさえたままアゴ
をつき出し，胸を
弓なりにそらす。ど
ちらに動けば痛み
が消えるか
痛みから逃げるよ
うに動き，気持よ
いところで2～3
秒間止め，全身の
力をストンと瞬間
脱力する

ろいろなやり方があります。

図㊻に二つの例をあげましたので，各自で工夫してほしい。

自分で抵抗を与えるばあいは，瞬間脱力がちょっとむずかしい。はじめは両方の力を瞬間脱力させる方法でよいが，上達すれば抵抗はそのままで，気持よい動きの力だけを瞬間脱力します。このほうが歪みをとりやすい。

もうひとつ注意することは，抵抗を与えるといっても力を入れすぎないこと。気持よい動きでも限度を越えると，逆にわるくなってしまいます。あくまでも自分の感覚を大切にすることです。

♥圧痛を与え痛みから逃げる

操体法上達のコツをもうひとつ紹介しましょう。

圧痛点をおさえて痛みから逃げる方法です。感覚の差がわからないようなばあいでも圧痛点（おさえると痛みを感じるところ）をおさえると強い痛みを感じます。その痛みが消えるような方向を探して動き，気持のよいところで２〜３秒間止めて瞬間脱力します。圧痛点の痛みが消えていれば，歪みはとれています。

首スジの左側に圧痛点があれば，左の肩もこっていることが多い。痛みから逃げ，瞬間脱力したときに肩も連動して歪みがとれるように，右手の指で圧痛点をおさえるとよい。

圧痛点はいろいろなところにあります。コリや歪みのあるところには必ずあります。圧痛点をおさえて痛みから逃げる動きならどんな動きでもよい。歪みの現われ方は人さまざまですから，決まった動き方はありません。

♥操者の心得

痛くないほうに，息を吐きながら"ゆっくり"と動かして苦痛を解消する操体法も，ただ漫然と行なっていたのでは，その効果は出にくいばあいがあります。各姿勢でのそのようなちょっとした注意点はその項目に書いてありますが，"同じ動き"であっても，手のおき方，腰の落とし方ひとつで効果の表われ方も異なってきます。いくらやっても効果がないから，これはニセ物！　と思われるのが私たちにとって一番のシャクのタネ！　書き方がわるいからだ，いや読み方がわるいからだと言い合っても詮ないこと。それらのちょっと注意しなければならない事柄を，各姿勢ごとに抜粋しておきました。

♥操体法は場所を選ばず

操体法と自力運動（一人で行なう操体）の形態は，仰向け・伏せ・

本人の姿勢と操者の位置

		本　　　人	操　　　者
姿勢	仰臥	完全に脱力した状態になる。膝立て（臥仰G－1）でも"力"はいらない。動診を受けるばあいでも力を抜いておく。	本人からできる限り力を抜かせ，全身的にまっすぐな形態をさせる。腕（肩関節）の操体（129ページ）以外は，本人の頭側か足側の一直線上で行なう。
	伏臥	顔は向けやすいほうに向けてうつぶせになる。全身の力は抜いてグッタリした状態。	本人からできるかぎり力を抜かせ，全身的にまっすぐな形態。操体を行なうときは，本人の頭側か足側の一直線上で行なう。
	椅坐	膝の裏が台上のヘリにつくように深く腰かけて，手は手のひらを上に向けて大腿部におく。	本人を深く腰かけさせる。操体を行なう位置は，本人の足元，正面，背面のいずれかであるが，腕（肩関節）首のばあいは，斜前，側面となるときもある。
	中腰	膝を軽く曲げて腰をおろした姿勢。	
	坐つま立ち	上半身からできるだけ力を抜く。軽く押されたら，ファーッと傾くくらい。	

椅坐（足が床を離れてブラブラする高さ）・正坐・四つんばい・中腰といろいろな姿勢があります。私たちが実際に行なうばあいは，硬い診察用ベッドを使いますが，それがないときは長い机を2台並べてその上に毛布や敷布を敷いて行ないます。それもないばあいは床に毛布を敷くか，タタミの上で行ないます。

　ソファーはフワフワしてやわらかすぎ，からだの動きに円滑さを欠いたり，からだを動かすのにムダな力が入るために，操体効果が

表われにくいようです。タタミは適度にかたく，それでいて若干の弾力性と，操体の動きに必要な滑りもあるので活用すべきです。

　しかしタタミの上では椅坐位の姿勢がとれませんので，正坐の姿勢でいろいろ工夫してみるべきでしょう。職場であれば事務机を活用するのも一方法で，とくに椅坐位の典型的な形態ができます。椅坐位の操体は五十肩・肩コリ・背中の不快感・腰痛の解消に最も適し，かつ最も手軽な方法ですから，ぜひとも行なってもらいたいものです。

♥一人よりも二人，家族のスキンシップに

　操体法は一人でやるよりも二人でやるほうが効果は大きく，それに，夫婦，親子，家族中でやればスキンシップにもなり，夫婦和合，家族円満の効果もあります。ぜひとも家族中でやっていただきたい。

　一人でやる方法も二人でやる方法も理屈は同じです。理屈さえわかれば，今まで紹介してきた方法を二人でやるのは簡単です。自分たちで独自のやり方を工夫することもできます。お互いのからだをさわりながら，「人間のからだはこんなふうになっているのか」という発見や驚きがいくらでも出てくるでしょう。そしてわるいところが驚くほど簡単に治り，相手から感謝されるのだから，やりだせばこんなにおもしろいことはありません。

　最後にひとつだけ加えておきたい。人間の健康を支配するものは四つあります。息・食・動・想，つまり呼吸，飲食，身体運動，精神活動です。これはみな各自の責任において行なわなければなりません。どれひとつ欠けても健康な生活はおくれません。

　操体法は，そのうちの身体運動がまともにできるように，歪んだからだを元に戻してやる方法です。だから，操体法さえやっていれば健康になれると思うのは大間違い。たしかに一時的によくなっても，息・食・動・想が乱れていてはすぐ元のわるい状態に戻ってしまいます。

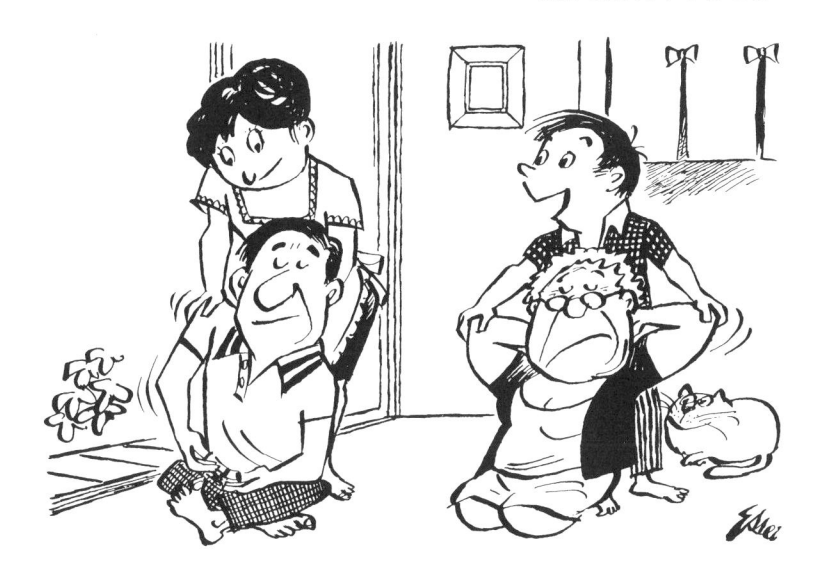

家族のスキンシップに操体を

人間のからだの設計にはミスはありません。健康にすごせるかどうか，それはあなた自身の責任です。健康とは自ら勝ちとるものなのです。

〈付〉　身体各部の名称

電話で,「今アシが痛い」と一言いわれたら,皆さん方はどの部分を想像しますか。おそらく10人が10人とも「アシのどこ？」と聞き返すのではないでしょうか。日常語としての"アシ"であれば,書いて字のごとく"足"ですが,しかし"脚"もアシに入ります。そのような"アシちがい"をなくすために,説明する部位を図解しておきました。

人間の大黒柱といわれる背骨。背骨には胸と腹を抱えるように"アバラボネ＝肋骨（ろっこつ）"が12対あって,肋骨の付いている背骨を"胸椎"といいます。ですから背骨（胸椎）の何番目といわれたら,肋骨を（下が12番目,探りやすい）下から探っていき順番を考えるようにするわけです。

また両肩の中央の,ちょっと前かがみになると,ポコッと突き出る背骨が,首の骨の"頸椎"7番目ですから,その下は胸椎の1番目。

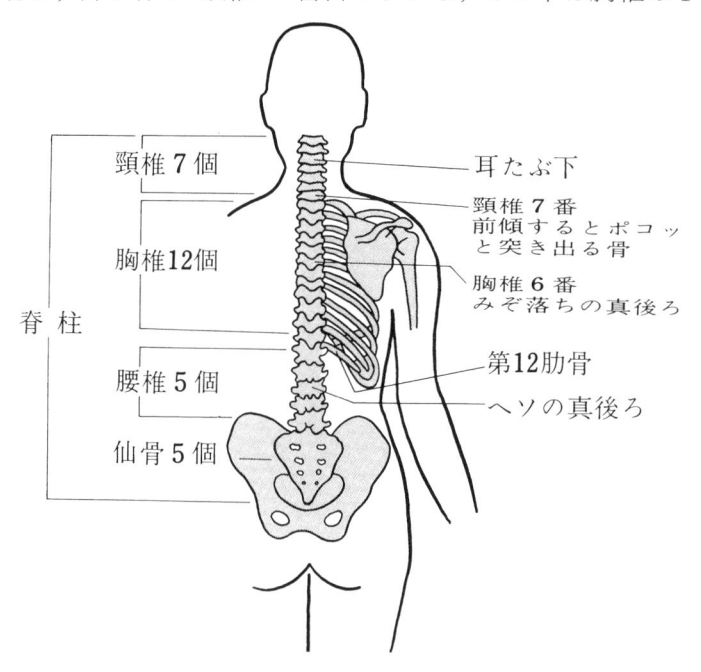

脊柱
- 頸椎7個
- 胸椎12個
- 腰椎5個
- 仙骨5個

- 耳たぶ下
- 頸椎7番　前傾するとポコッと突き出る骨
- 胸椎6番　みぞ落ちの真後ろ
- 第12肋骨
- ヘソの真後ろ

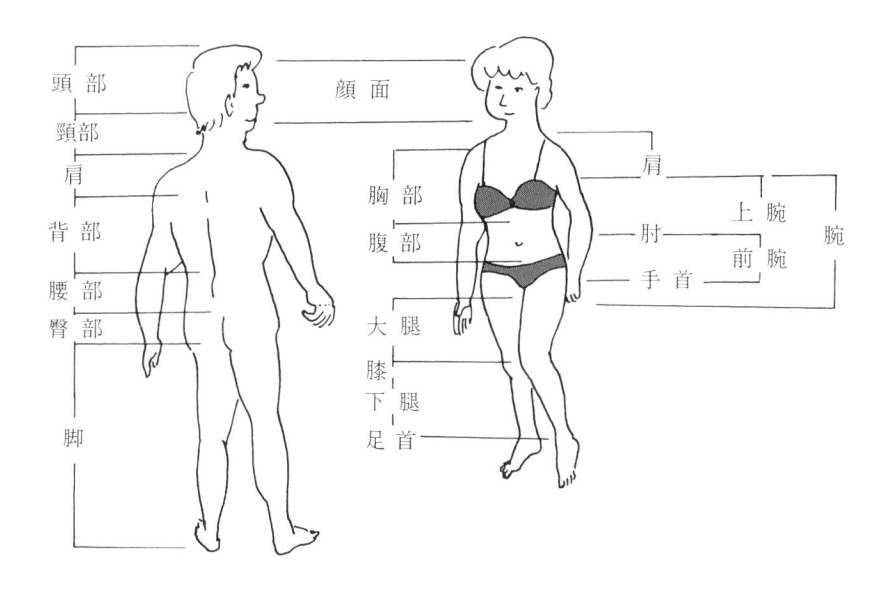

図中ラベル：頭部、頸部、肩、背部、腰部、臀部、脚／顔面、胸部、腹部、大腿、膝、下腿、足首、肩、肘、手首、上腕、前腕、腕

　みぞ落ちの真後ろが胸椎6番目になりますから，胃が痛い（胃のあたりが痛い）ときには，胸椎6・7番目周囲に圧痛があります。その圧痛を取り去ると，胃の痛みも薄らいだり，解消することもあります。

　腰痛の治療では，"腰椎"の3番目がズレているとか，5番目が滑っているなどということを，よく耳にしますが，確かにズレたりねじれたりすることはあります。でもその程度のことは心配いりません。**骨がズレたりねじれたりしたおかげで，あなたは助かっているの**ですから。でも痛いですね（その痛みが，早く元のからだに戻せ──治せ，という警告信号なのです）。

(写)(真)と(絵)とき

諸病に特効五つの操体

操体法の基本型コーナー

各種操体法の総元締め＊基本型とは

　症状にとらわれずに，ともかくからだの歪みをなくすために行なうもので，5種類のからだの動かし方から成っています。この基本型を各形態別に分解していったものが，次編に紹介する各種操体法の実技となっているわけです。基本型をしっかりおぼえておけば，自分ばかりでなく，からだの不調を訴える人に不意に出会っても，その場所で症状を半減させられます。

〈基本型1〉 仰臥G—1[注]

　|適応症状|　脚・腰の痛み・だるさ，全身異和感の少なくとも半分はこれでよくなります。各種症状のほとんど全部(症状別操体法の選び方表を参照)。

　この操体は，「操体法入門コーナー」の33ページで概略を紹介した，どんな症状の人にもまずこれをやってみるといい，というもので，膝裏のコリを解消する操体です。

　このコリは"親の敵"以上にニックキヤツと考え，徹底的に退治すること。2〜3回退治してもまたひょっこりと出てきます。まったくしつこいやつですから，皆さん方もゆめゆめ油断なさらぬように。

　操者はこの硬結・圧痛を簡単に解消できることが，操体法入門第1歩となりますし，この操体が指示どおりできるか否かが，本人の健康度と直結しています。仰臥G—1を1日2〜3回，7〜10日間行なっていると，頭・肩・背・腰・脚の痛み・コリが解消され，ベテランになると2〜3日で治してしまうこともあります。

　　注) 操体の記号について：操体法にはそれぞれ姿勢や形態別に"仰臥A—1"とか"伏臥A—1"というように記号をつけてあります。これは数多くある操体を私たち専門家の便宜のためにつけたもので，読者の皆さんにはとくに関係ありませんので，気にせずにお読みください。

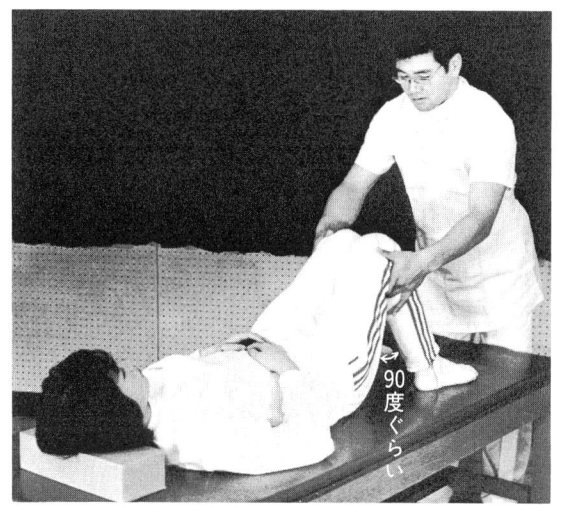

諸病に特効五つの操体　71

写真①　| 触　診 |

　本人は両手を胸か腹に置いて脱力。両足裏を腰幅くらいに開かせて、両膝が軽く触れるくらいにして膝を立てます（膝の½屈曲である。角度は90〜100度くらいが、操者は触診を行ないやすい）。操者は本人の膝裏（屈曲部・ひかがみ）を中指で横断的に探ると、圧痛の伴うグリッとした筋緊張（硬結＝コリ、シコリ）に触れます。とくに左膝裏の内側、図のイの部分に多く発生し、右膝裏との発生比は8：2くらいの割合となります。この筋緊張を長期間にわたって放置すると、外側、図のロにも筋緊張が発生するばあいが多く、そうなると症状もこじれた状態になりやすい。

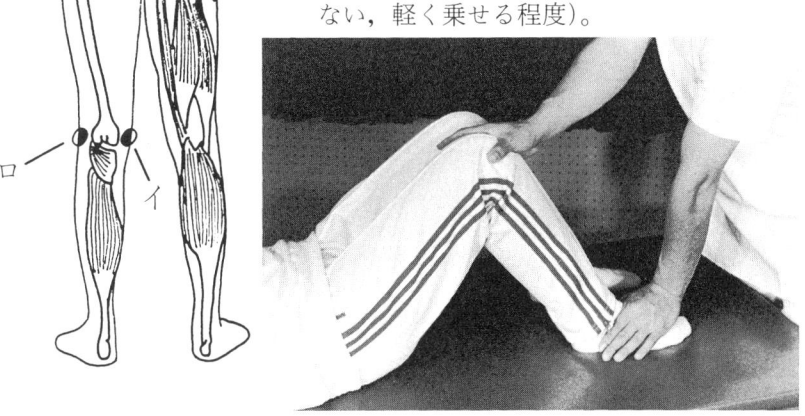

写真②　| 操　体 |

　膝裏に硬結と圧痛があったばあいは、本人は触診を受けた姿勢と足形で、操者は手のひらを本人の足の甲に置く（押しつけるのではない、軽く乗せる程度）。

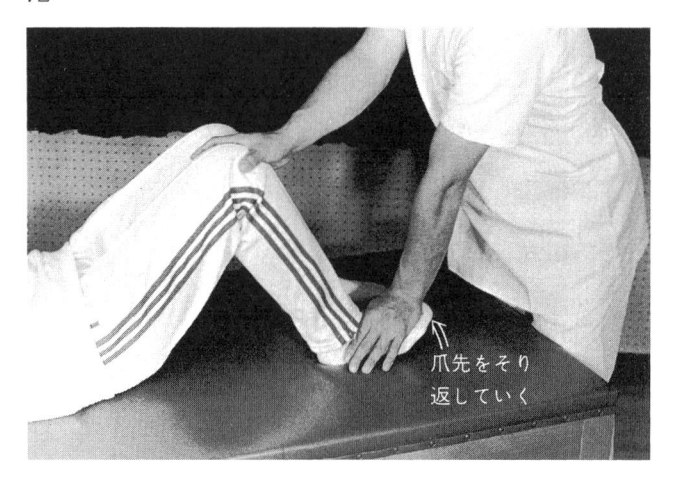

写真③ 操 体

　本人は踵を支持点にして，爪先をスネにつけるようにしながら，徐々にそり返らす（力を入れないでそり返らす）。操者は300〜500ｇの抵抗（本書1〜2冊分ぐらい）の抵抗を与える（脚力の強い人で約3〜5 kg）。

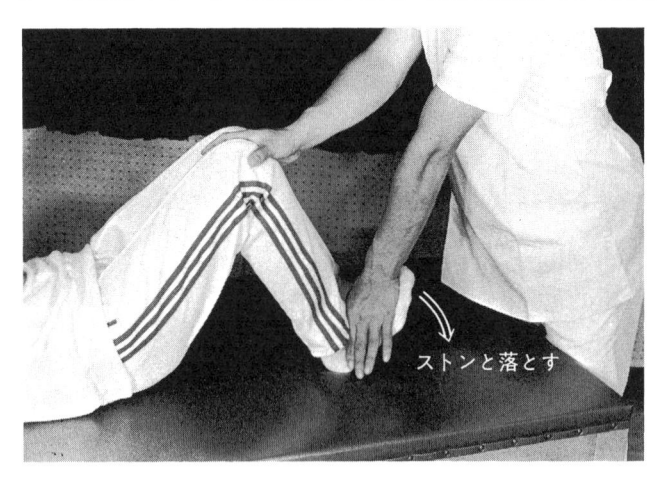

写真④ 操 体

　爪先をすっかりそり返らせたら，そのまま3〜5秒間のためをつくった後に，本人は瞬間脱力。

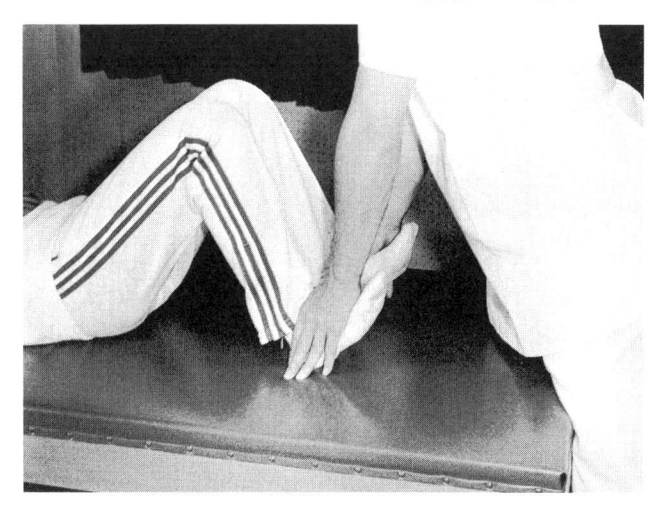

写真⑤ 操　体

　両膝裏に硬結・圧痛があれば，両爪先を(同じ要領で)同時に行なう。足位置を少し変えるなどしながら，これを２〜３回行なう。

　コメント　この動きを１回目からスムーズにできる人はほとんどいません(若い人で10人に３人，中年で100人に３〜４人)。それはこの姿勢で，爪先をそり返らせる動き方を行なった経験がないこと，眼で確かめられない動かし方は，２〜３回くり返さないとおぼえられないなどの理由によります。ですから私たちは，あらかじめ爪先を上げさせておき，それに抵抗を与えて脱力させることを一度行なってから，この動かし方をさせています。触診と脱力したときの足裏は床にピッタリついていること（動きをわかりやすくするために，右足の操体の写真をのせました)。爪先のそり始めから息を吐き，吐ききったときに脱力できることが理想的。

〈基本型2〉仰臥H−1

適応症状 背・腰の痛み，だるさのほか，各種症状のほとんど全部（症状別操体法の選び方表参照）。

　寝ころんで読書する方は，ちょっと思い出して2～3回動かしてみるといい。膝を倒しにくい・痛い・苦しいところから，できるだけ遠くに逃げるようなつもりで動くことがコツ。

　写真⑥⑦⑧　**動　診**

　本人は両手を胸に置いて脱力し，両脚をそろえて立てる(½屈曲)。操者はその膝を左右にゆっくりと倒して快・不快（膝を倒されると，苦しい・痛い，倒しにくいなど）を調べる。

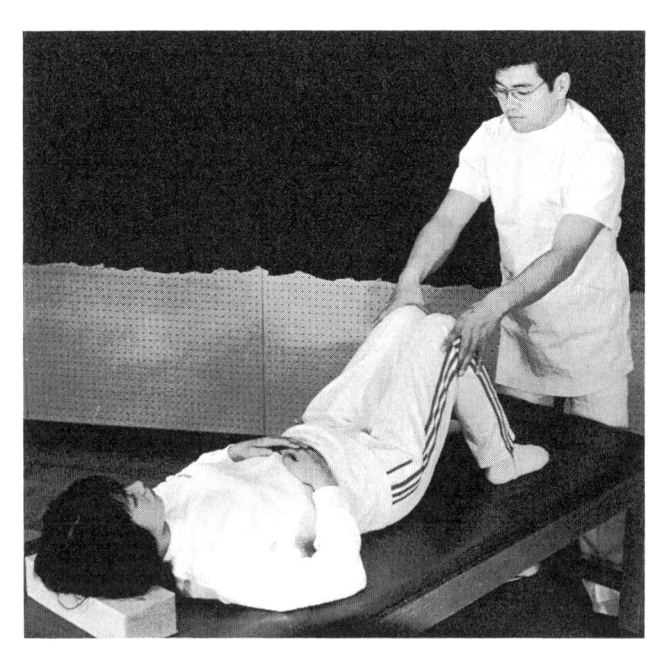

写真⑥
両脚をそろえて立てる

諸病に特効五つの操体　75

写真⑦
膝を左右にゆっくり倒す

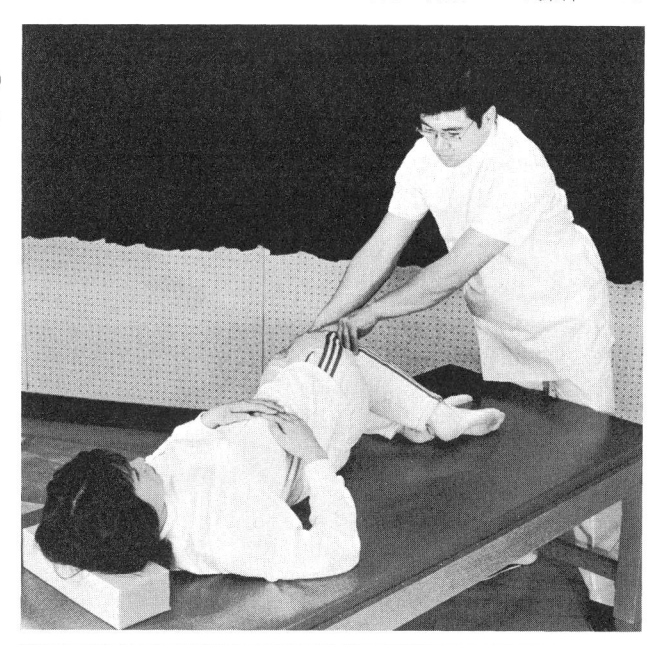

写真⑧
同上。2〜3回くり返して快・不快の方向を調べる

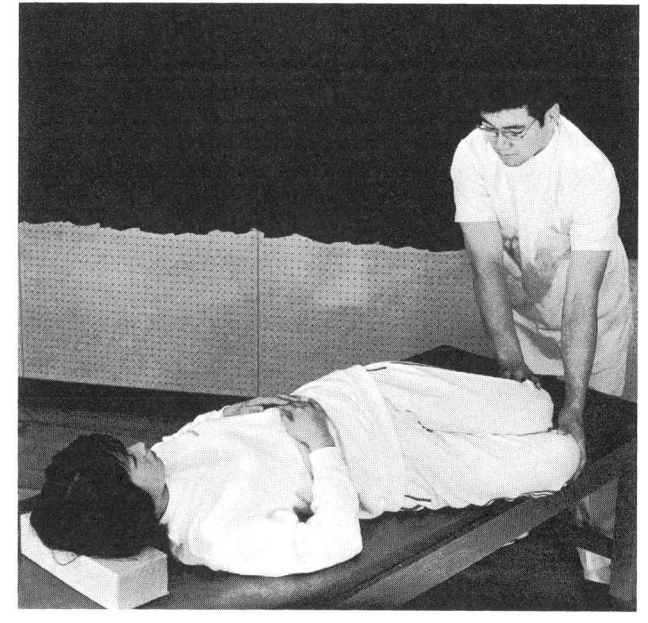

写真⑨⑩⑪ 操 体

　不快がわかったら不快の生じたところからその反対側（右に倒すのが不快だったら左へ，左だったら右へ）に，ゆっくりと息を吐きながら倒し返す。操者は膝に若干の抵抗を与え，不快の反対側に倒しきったら3〜5秒間のためをつくった後に両者同時に脱力する。脱力した本人は，そのままの姿勢でひと息ついた後に，また膝の倒し返しを行なうこと。これを2〜3回行なう。

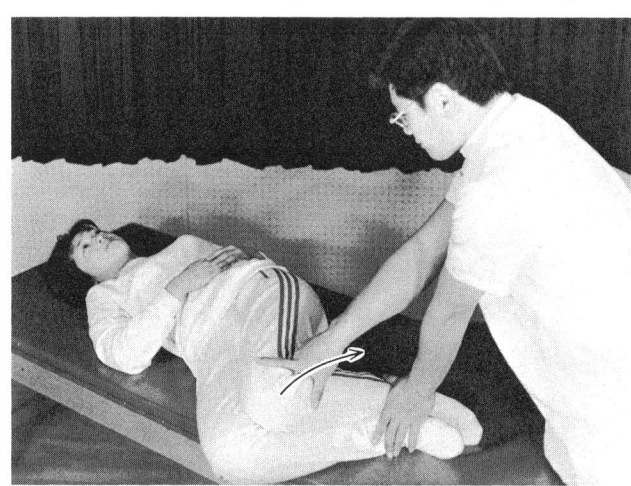

写真⑨
左右へ倒してみて，右側が倒しにくいばあいは右から左へ倒し返していく

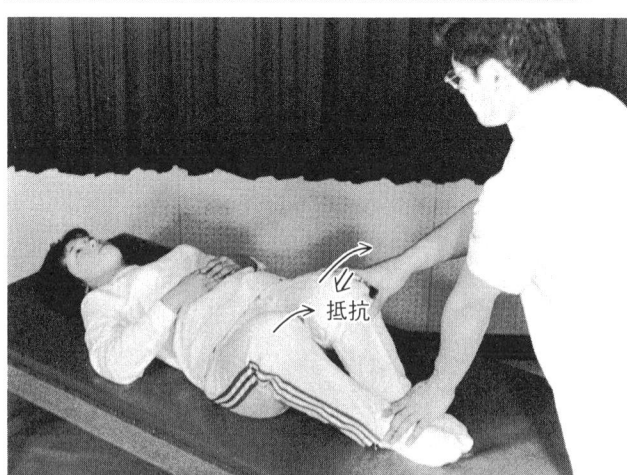

写真⑩
操者は倒し返す動きに若干の抵抗を与える

抵抗

写真⑪
快方向(左)へ倒しきったら3〜5秒後に瞬間脱力

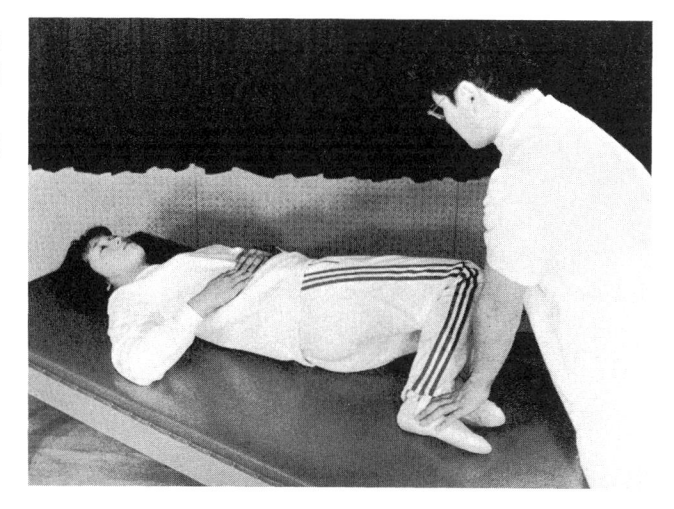

コメント　本人が息を吐ききるのと脱力が同時であれば理想的。操者は本人の足首や足背を軽くおさえると，膝を倒し返すときに足がズレたりせず，本人も操者も操体を行ないやすくなります。この動きには自力運動もありますから，自分一人でも行なえます。簡単な方法ですから，1日の腰の疲れ解消法にはもってこいの便利さです。息を吐きながらゆっくりと膝を倒し，床に膝がついても動きだけをさらに続けてから脱力すると，背部のだるさ・疲れ・痛みが解消されます。

〈基本型３〉伏臥Ａ－２

適応症状 背・腰の痛み、だるさ・疲れ、そのほかほとんどすべての症状に施す（症状別操体法の選び方表参照）。

　仰臥Ｇ－１と同様に、からだの健康度に密着している操体です。Ｇ－１はあお向けの操体。ですから表裏の組み合わせとなり、しかも、からだにとってともに重要な役割を持つ脚の操体ですから、しっかり覚えること。何種かの操体がありますが、ここでは最も基本的でポピュラーな動き方を抜粋しました。

　からだの硬い人にこの操体を行なうと、99％踵が尻につかない！（踵がつく人は、男性で30人に１～２人。小学校５年生くらいでもつかないばあいが多い！）女性は年配者に至るまでほとんどつく。つかない人たちの食生活を聞いてみると、なぜか動物性タンパク質・果実が大好物で、野菜類のとり方が極端に少ない。そして正坐させると全員が重ね足の不正坐。しかも５分と坐っておれない状態。これでは日本人の平均寿命も低下するのではないでしょうか。ぜひ皆さん方に伏臥Ａ－２－ｅの動きを試してもらいたいばあいがあります。それは肩コリ、肩・背中の異常感があるときに、左右の膝を交互に自分の脇腹に引き上げることです。左右どちらかのほうで、その感覚がものの見事に変化します。

諸病に特効五つの操体　79

写真⑫⑬　| 動　診 |

操者は伏臥した本人の両足首を持ち、左右交互に踵を尻に軽く押しつけてみる。どちらのほうの踵を押したときが不快（苦しい・痛い・ももがつる・腰にひびくなど）であるかを調べる。その結果、

イ）両方とも不快であれば下記の操体 a を 2 ～ 3 回。
ロ）片方だけ不快であれば b または e を 2 ～ 3 回。
ハ）両方とも快であれば a を 1 回。

写真⑫
左右交互に踵を
ゆっくりと尻に
押しつける

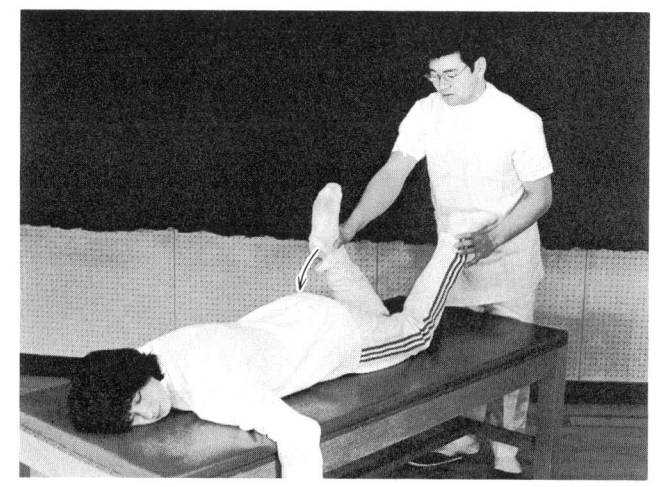

写真⑬
同上。2 ～ 3 回
くり返す

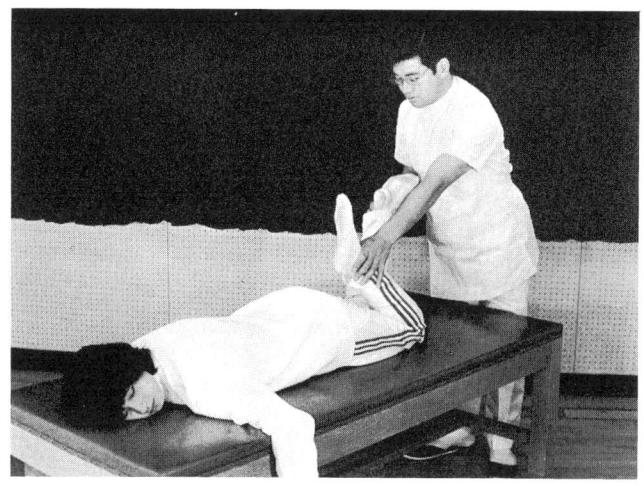

写真⑭⑮　操体　a

　操者は本人の両踵を尻のほうに軽く押す（動診で不快と感じたちょっと手前）。その姿勢から本人は曲げられた両膝を徐々に伸ばし，爪先を操者のほうに押し返すようにする。操者は本人が膝を伸ばしやすいように足首を軽く支えるだけにする（その支えが若干の抵抗になる）。膝を伸ばしきった状態を3〜5秒間保ち，両者同時に脱力。本人の膝がストンと床に落ちる（操者は本人の足首をつかんだままで，支えている力だけを脱力する）。

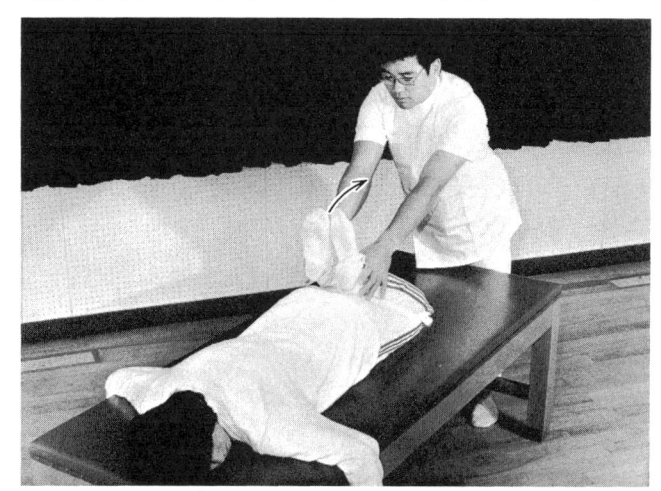

写真⑭
爪先を操者のほうへ押し返して快・不快を調べる

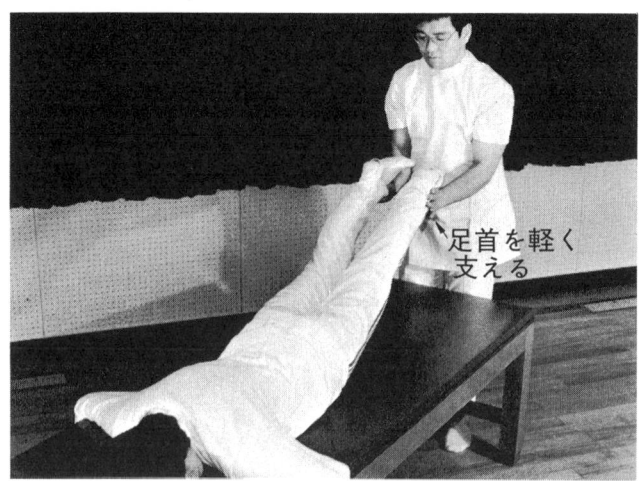

写真⑮
伸ばしきったら3〜5秒後に瞬間脱力

足首を軽く支える

諸病に特効五つの操体　*81*

写真⑯⑰　操　体　b

不快側の踵を尻に近づけておいてから，本人はaと同じ要領で徐々に膝を伸ばす。操者はその足首を支えるだけ。膝を伸ばしきったらそのまま3～5秒間保ち，両者同時に脱力。本人の膝はストンと床に落ちる（操者は本人の足首をつかんだままで，支えている力だけを脱力）。

写真⑯
不快側の爪先
（右）だけを押し
返す

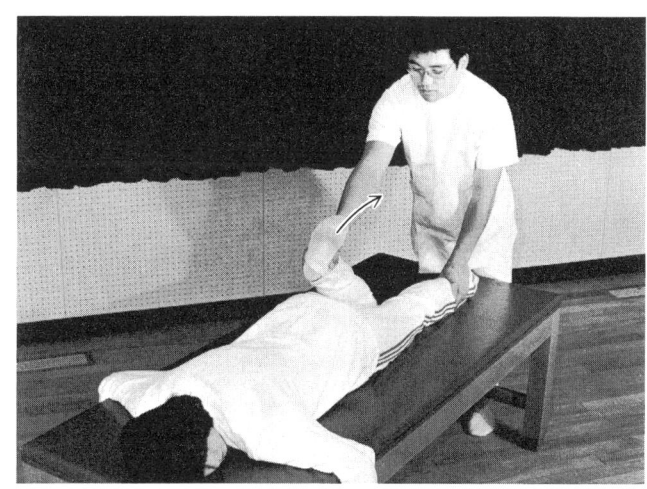

写真⑰
伸ばしきったら
瞬間脱力

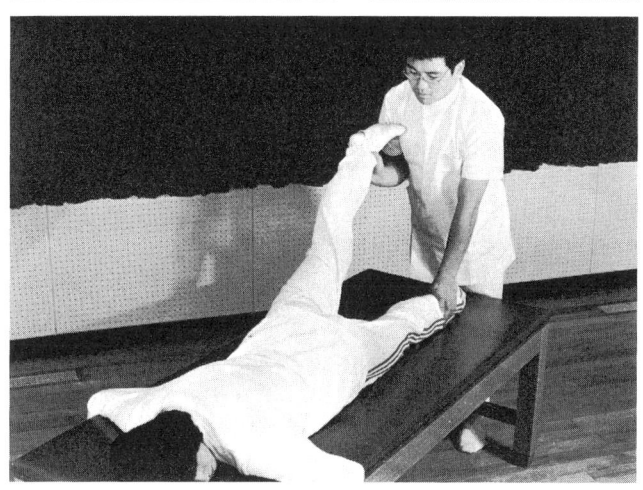

写真⑱⑲⑳　操 体　e

　動診で左右の踵を尻に押されて、右のほうが左に比べて不快であるばあいは、右膝を伸ばすA－2－bの動きと、左膝を脇腹に引き上げる動きA－2－eがある。本人は左膝を自分の脇腹のほうに引き寄せるように、徐々に左膝を引き上げる。操者はその左足首をつかみ、引き上げようとしている動きを、少しジャマする程度の抵抗を与え、本人の左足が右膝くらいまでになったら、そのまま3〜5秒ためをつくった後に、両者同時に脱力。

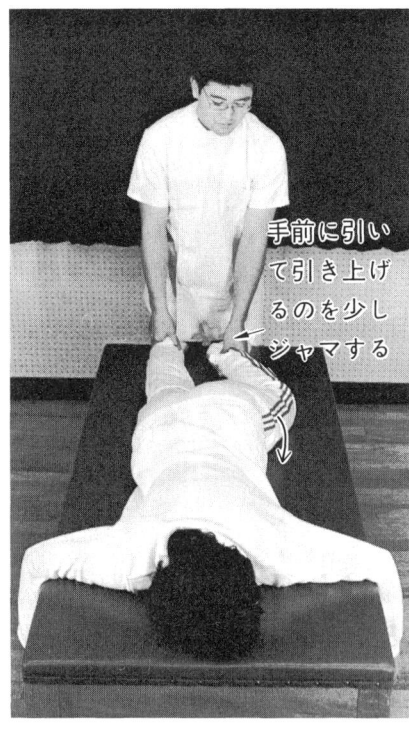

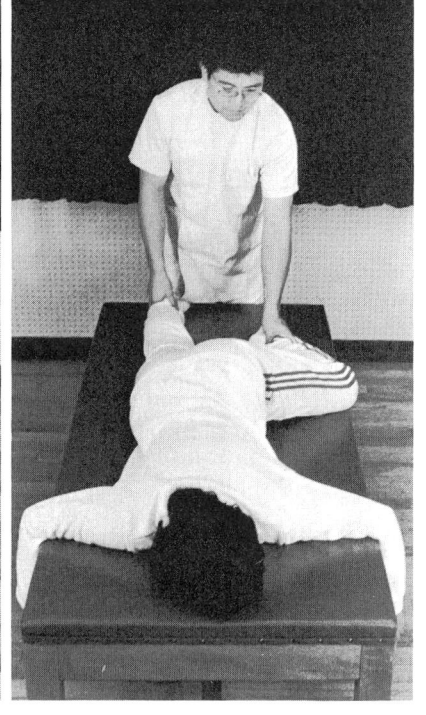

手前に引いて引き上げるのを少しジャマする

写真⑱
快の膝(左)を脇腹に引き上げていく

写真⑲
左踵を右膝の位置まで引き上げたら

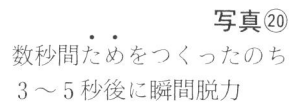

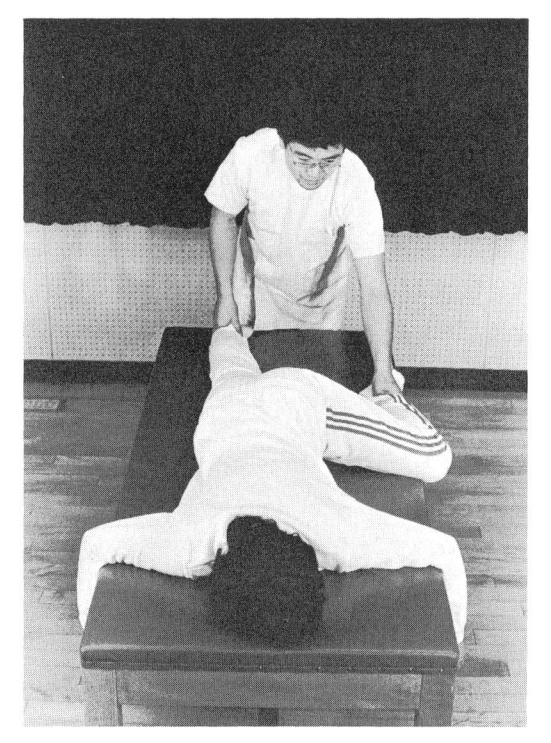

写真⑳
数秒間ためをつくったのち
3〜5秒後に瞬間脱力

| コメント | 膝と床の関係。膝を伸ばす動きは（脚が伸びきるので）膝が床から離れます。あまり離しすぎるのも余計なことですので、せいぜい膝と床の間は25cmくらいまで。片膝だけ伸ばすばあい（A−2−b）には、20cmくらいが限度（他方の脚が伸びきっているために、尻に負担がかかる）。片膝を脇腹に引き寄せる動きは、最初からスーッとスムーズにはいきませんが、とにかくヨッコラショッとした感じでもよいですから、膝を引き上げること。片膝（右）伸ばしと片膝（左）上げは正反対の動きですが、からだのほうには連動性となって協調運動の効果が生まれます。そのために左右どちらかの動きで、その連動性にうまく乗りますと、背部の痛み・不快感・硬結もごく簡単に解消されます。

〈基本型４〉椅坐Ａ―１

適応症状 肩コリ，四十肩，五十肩，ギックリ腰，生理痛，生理不順，冷え症，こむらがえりなど

　椅坐は，足が床から離れてブラブラするぐらいの台の上で行ないます。椅坐は腰（尻）だけが固定されていますから，足の操体は上体に連動しやすく，また腕・首の操体に足が連動しやすいといった，大きな利点があります。

　伏臥Ａ―２―ｅ（写真⑱⑲⑳参照）は膝上げですから，椅坐Ａ―１膝上げと同じです（うつ伏せと腰かけているための，重力配分の関係で効果のほどは異なる）。これも肩・背中の不快感などがあるときに，ゆっくりと膝上げしたばあい，その感覚がどう変化するのか，試してもらいたいものです。膝を上げる高さは，上げた膝がヘソをちょっと越す程度で。膝を上げられない人は，その膝を台上に強く押しつける（５～７秒間）ようにしても，同じ効果が得られます。両膝交互の上げ下げがスムーズにできない人は，結局歩きがスムーズでないことに直結していますから，少し歩いても疲れやすい，腰―脚がだるい，痛いといった原因（歪み）を抱えていることになります。

　写真㉑ **自力動診**

　本人は台上に膝裏深く坐り，手は手のひらを上向きにして腿（もも）に置く。そのまま片膝ずつ交互に２～３回上げて快・不快を調べる。片膝ずつ上げて快・不快（膝を上げると腰が重苦しくなる・痛い，痛みが強くなる，反対側に比べて上げにくいなど）がわかったら，次のうちのどれかを行なう。

　　●快の脚は，イ）を２～３回。
　　●不快の脚は，ロ）を２～３回。
　　●両脚同時にハ）を２～３回。

諸病に特効五つの操体　85

写真㉑
片膝ずつ交互に2～3回
上げて快・不快を調べる

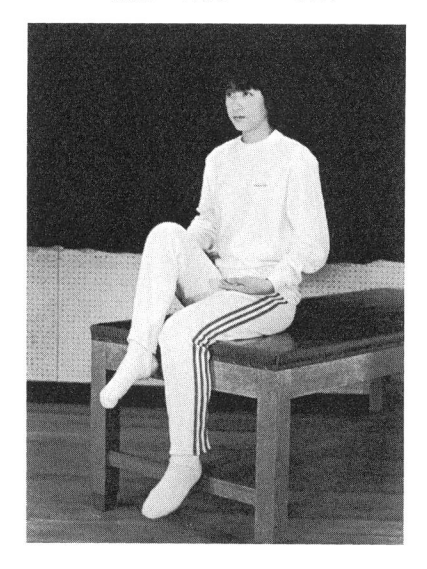

写真㉒㉓　| 操　体 |

イ）本人は快の脚を徐々に上げて
いく。操者はそれに手を乗せて若干
の抵抗を与え適当な位置（膝裏と床
が5～10cmくらい離れる）で3～5
秒間のためをつくった後に，本人は
瞬間脱力。

写真㉒　快の脚を徐々に上げていく　　**写真㉓**　瞬間脱力

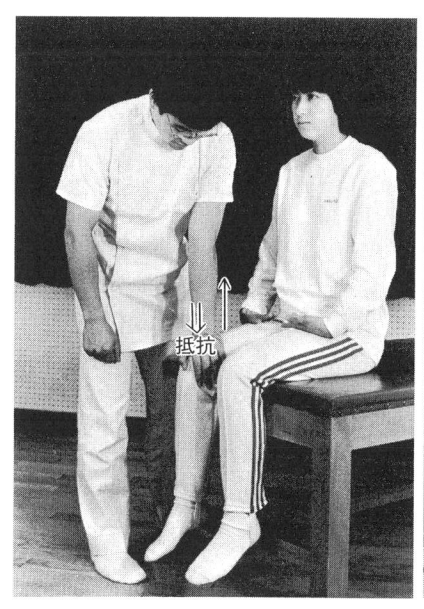

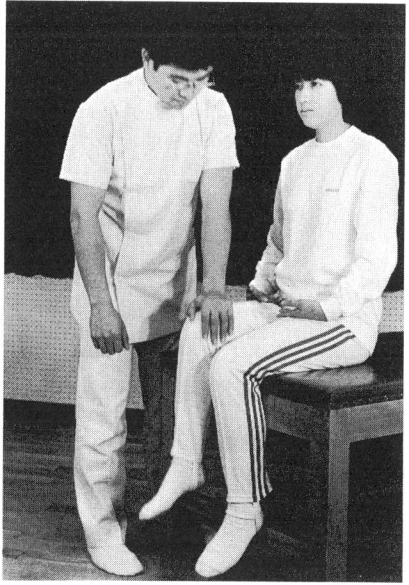

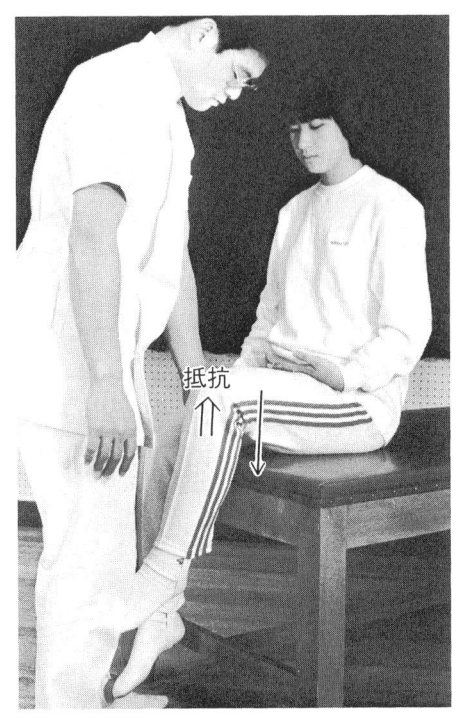

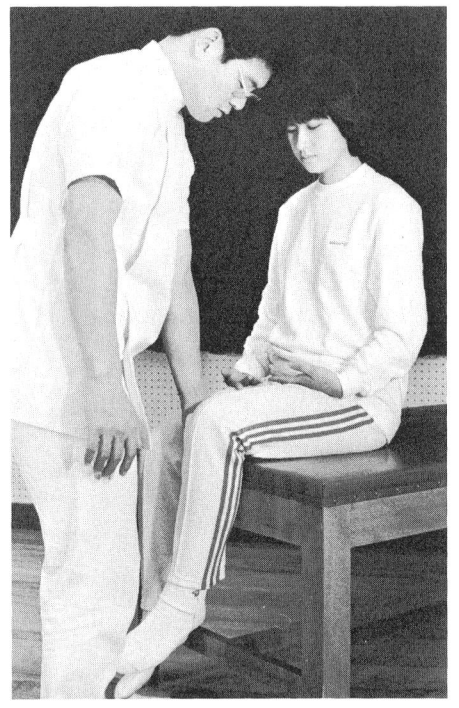

写真㉔
不快の脚(左)を不快を感じるところまで上げ、そこから徐々に下げる

写真㉕ 操者の手がベッドに触れたら、瞬間脱力

写真㉔㉕ 操 体

ロ）脚を上げて不快であるならその反対の動きを行なう。本人はまず不快を感じたところまで脚を上げ、操者はその脚の裏側に手を差し入れる。それから本人は膝を徐々に下げ、操者はそれに若干の抵抗を与え、操者の手の甲が床に触れたら、そのままためを3〜5秒間つくった後に、両者同時に脱力（この写真は見やすくするために、操者の手を本人の内側から入れたが、実際にはこんなことはよほどのことがないかぎり行ないません。動力学的には外側から手を差し入れたほうが行ないやすい。念のために！）。

諸病に特効五つの操体　87

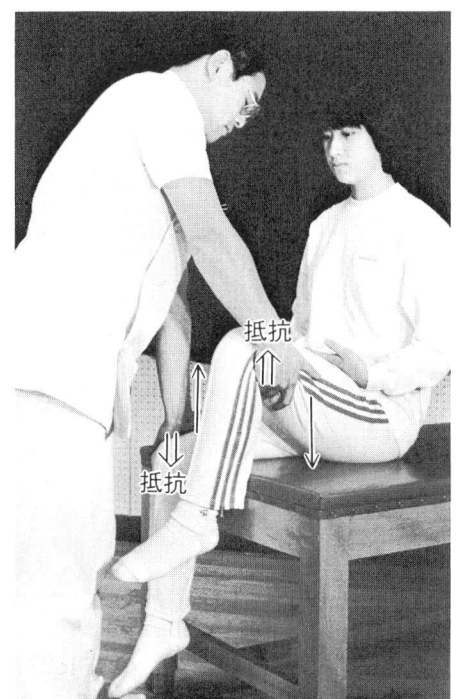

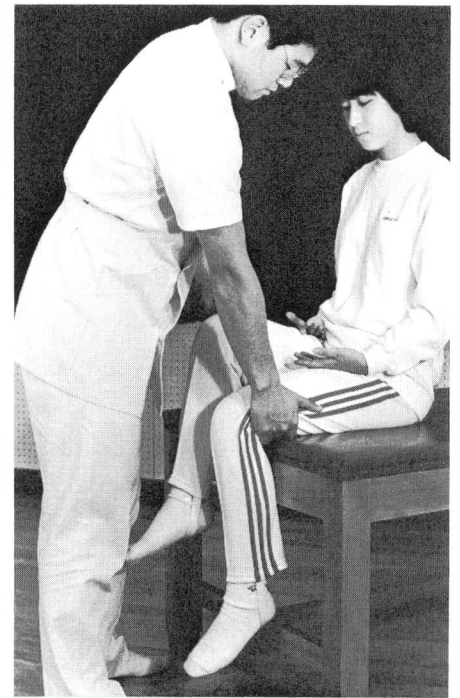

写真㉖　イ，ロを同時に行なう　　写真㉗　本人は両脚を同時に瞬間脱力

写真㉖㉗　操体　ハ）イ，ロを同時に行なう。動診で膝を上げて，快は上げる動き，不快は下げる動きを行ない，操者はそれに正反対の抵抗を与え，3〜5秒間のためをつくった後に両者同時に瞬間脱力。

コメント　むきになって膝を上げないで，どちらかといえば風船球が上がるときのようにフワーッと上げたほうが効果的です。操者のほうも"もも"が上がってくるからと力まないで，そっと触れる程度の抵抗で充分です。息を吐きながらゆっくりと膝を上げ，脱力後はひと息ついてからまた行なうようにします。2〜3回くり返しますが，この操体も連動性に上手に乗ると，肩コリまでも解消されるばあいがあります。腰と背部のだるさ・痛みが瞬時に解消されますし，一人でできる方法(60, 194ページ参照)もありますから，いつも腰が痛いとお悩みの方，ぜひ一度お試しを！

〈基本型5〉
椅坐D―1

適応症状 腰痛，不眠症，ノイローゼ，めまい，眼の疲れ，言語障害，ムチ打ち症，ゼンソクなど。

　他の運動法・健康法にも，椅坐の上体ひねりがあります。しかし足が床から離れてブラブラするくらいの高さで，しかもひねりやすいほうにひねるのは操体だけ。床に足をつけてひねると，下半身が固定されるために，からだの連動性が誘発されにくいので，感覚のバランス，動きのバランスも調和されにくい。世間一般の健康法はそこまで考えていないのでしょうか，ただむやみやたらにからだをリズミカルに動かすことだけを指導しています。これでは片手落ちもはなはだしい。リズム感はからだと動き感覚のバランスを計ってから行なうものです。

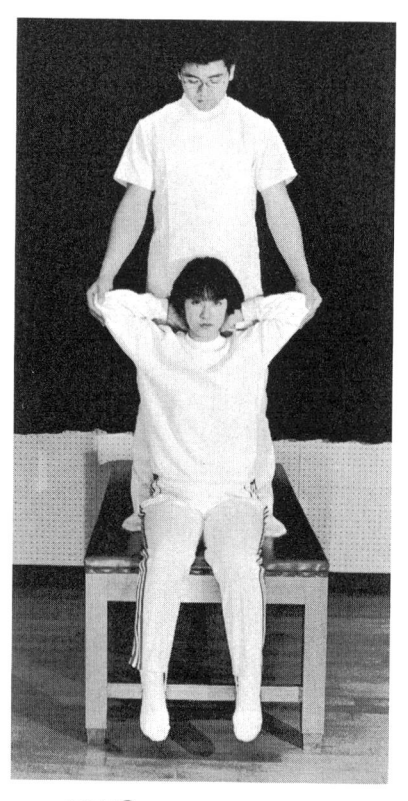

写真㉘
操者は本人の両肘をつかむ

諸病に特効五つの操体   89

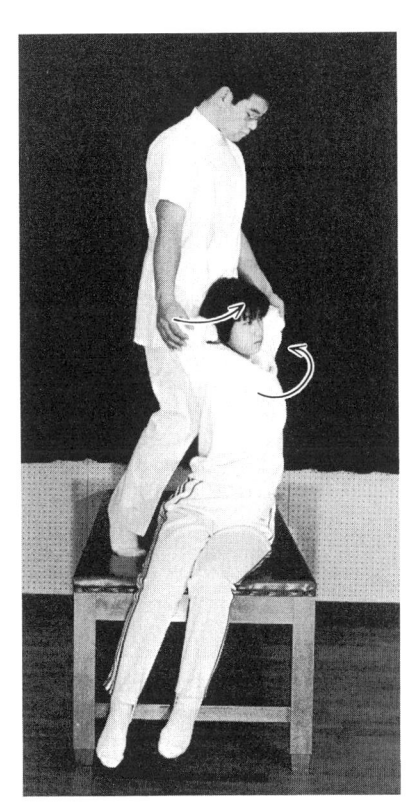

写真㉙
上体を左右にゆっくり回す

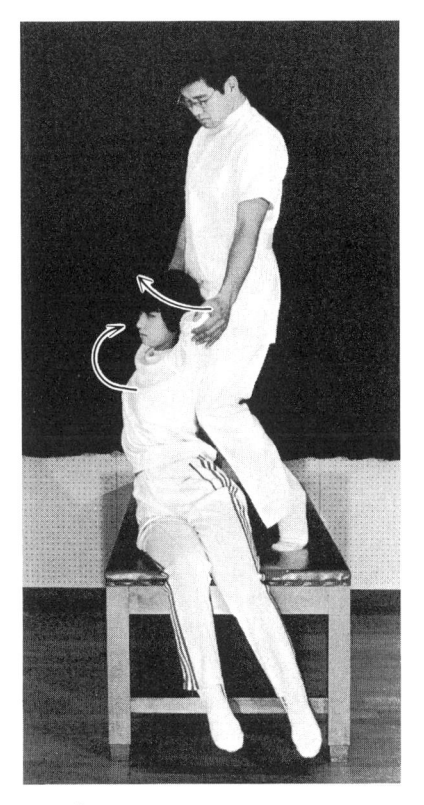

写真㉚
同左。2〜3回くり返して
快・不快を調べる

写真㉘㉙㉚　動　診

　本人は頭の後ろ（首の近く）で両手を組み、操者は写真㉘のように本人の両肘をつかんでから、上体を左右にゆっくりまわして快・不快を調べる（写真㉙㉚、そのとき操者は写真のように、膝を軽く突き出すほうが安定する）。

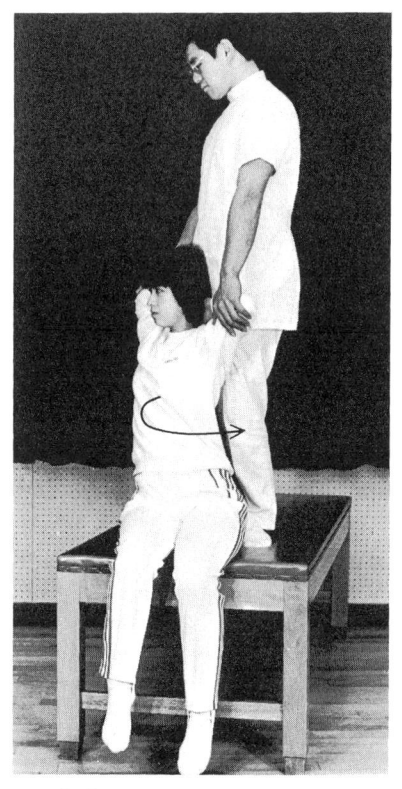

写真㉛
右が不快だったら左へ返す

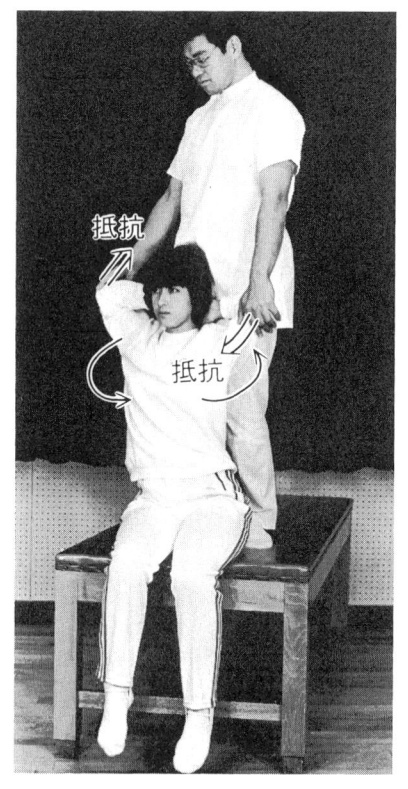

写真㉜
操者は若干の抵抗を与える

写真㉛㉜㉝　| 操　体 |

　快・不快がわかったら，本人は不快から快方向に息を吐きながらゆっくりとまわし返す。操者はその動きに若干の抵抗を与え，まわし返したまま3〜5秒間のためをつくり，その後に両者同時に瞬間脱力（操者の膝と肘をつかんだ手の位置は動診のときを参照）。

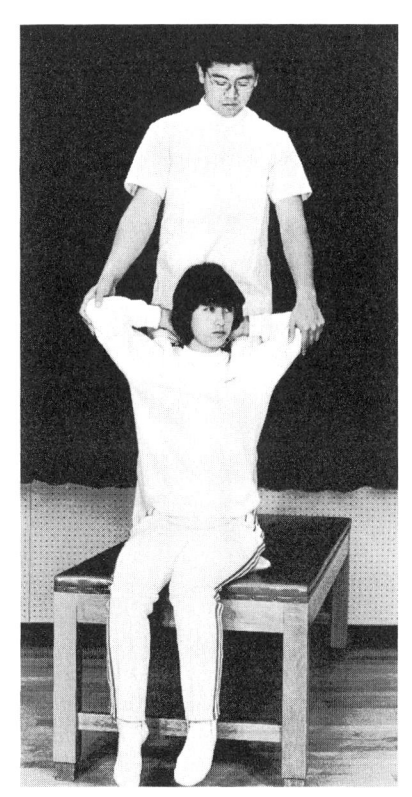

写真㉝
まわしたら2〜3秒後に瞬
間脱力

コメント 操者は動診時には，膝を突き出すような感じで，本人の背部にあてて，両手は肘をまわす感じではなく，支えるような動き方をすると安定します。また操体を行なうときは，片手の位置を変えると，本人はからだをまわしやすくなくなります。操者の手・膝の使い方ひとつで，操体の効果もちょっと変化しますから，本人が一番行ないやすくなるように工夫してみることです。腰・背部のだるさと，とくに腰痛には効果的です(頭痛時にちょっと試してみること)。2〜3回くり返す。

写真と絵とき

各種操体法の実際

操体法の応用実技コーナー

症状別各種組み合わせ操体法＊応用実技とは

　このコーナーで取りあげる操体法は，いわば今まで紹介した基本型を細かく分解したものと考えていただいてけっこうです。

　からだの各部位別に合計27の操体法を紹介しました。実際に行なうときは基本型とこの部位別操体法を組み合わせてやっていただけばよいわけです。たとえば肩コリのときは，基本型＋肩の操体（仰臥K－1，仰臥Mなど），腰痛のときは基本型＋腰の操体（仰臥E－1など）というぐあいに行ないます。部位別の各操体法にそれぞれの適応症状を記しておきましたが，症状のほうから引くばあいは「症状別操体法の選び方表」（13ページ）で組み合わせ，実施してください。

〈実技1〉 仰臥B－4 ◆足指をチョンチョン上げ下げする

|適応症状|　脚・足・腰のだるさ，痛み解消，ギックリ腰，椎間板ヘルニアなど

　写真①②　|触診・動診・他力操体|

　本人は両手を胸か腹に置いて脱力する。本人の足指を1本ずつまんで，チョンチョン，チョンと軽く持ち上げる（踵と床面が3～5cm離れる程度の持ち上げ方。1秒間に2～3回の割合で持ち上げる）。足指1本を3～5回持ち上げたら，つまんでいる足指をつまみ直して，またチョンチョン，チョンと軽く持ち上げる。足指1本を10～12回持ち上げたら，次の足指に移る。つまむ順位は第5指から4指・3指へと行なう。本人が疲れているときには，持ち上げた5指と3指（または2指）の重さが極端にちがっていたり，足指に硬さ・硬結があったりする。動きを利用した足指のもみほぐしですから，全指を行なうと脚の感覚が軽くなってきます。

各種操体法の実際　95

写真①
足指を1本ずつつまんでチョンチョンと持ち上げる

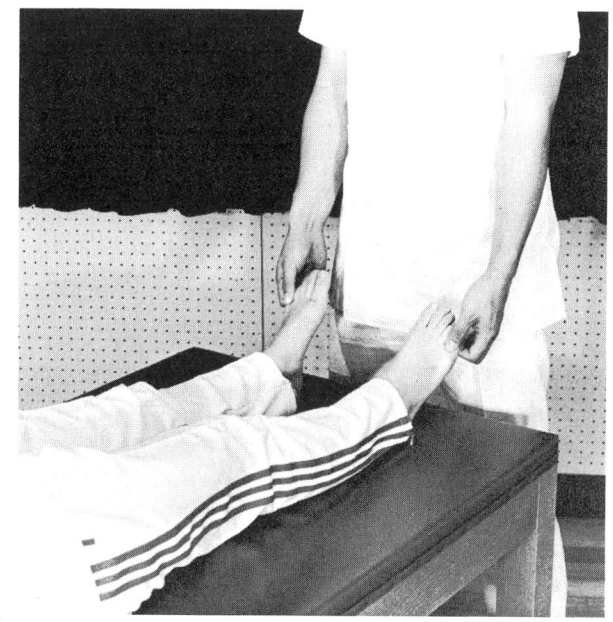

写真②
同上。1本10〜12回ずつ。順序は小指から親指へ

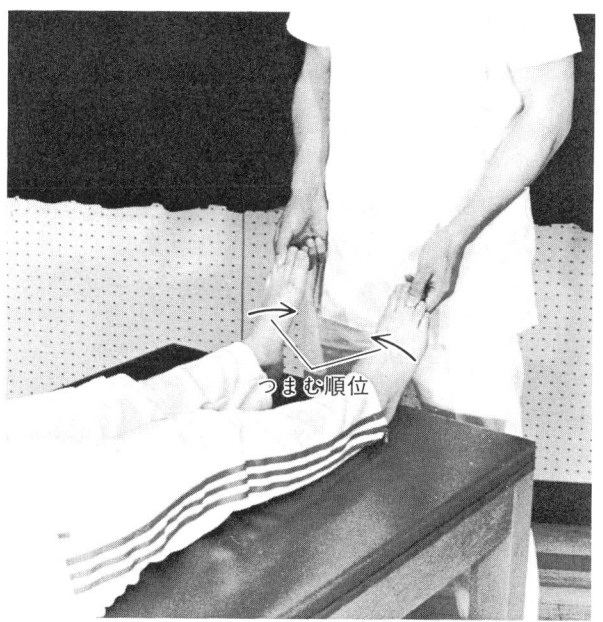

つまむ順位

〈実技2〉 仰臥C—1 ◆踵伸ばしの操体

適応症状　脚・腰のだるさ，痛み，ギックリ腰，椎間板ヘルニア，坐骨神経痛

写真③④　自力動診

踵を片方ずつ伸ばして痛い・苦しい・伸ばしにくいといった不快感を調べる。

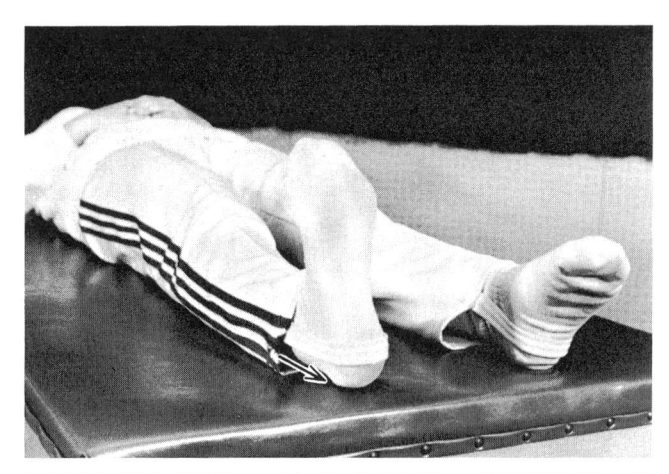

写真③
踵を交互に伸ばす

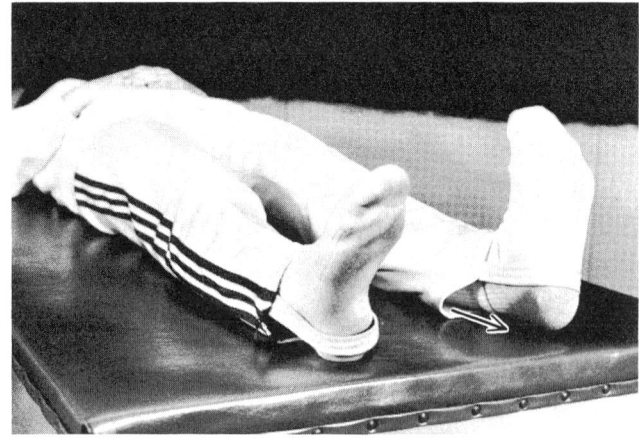

写真④
同上。どちらが伸ばしやすいか

各種操体法の実際　97

写真⑤⑥ 操　体

　不快感がわかったら，本人はその反対側の踵を息を吐きながらゆっくりと伸ばし，操者はその踵に親指をあてて，伸びる踵に若干の抵抗を与える（仮に本人が2kgの力で伸ばしていれば，抵抗は1.5kg以下—本人の力より少ないこと）。そして伸ばしきった3〜5秒後に両者が同時に瞬間脱力する。

写真⑤
伸ばしやすい踵（左）を伸ばす

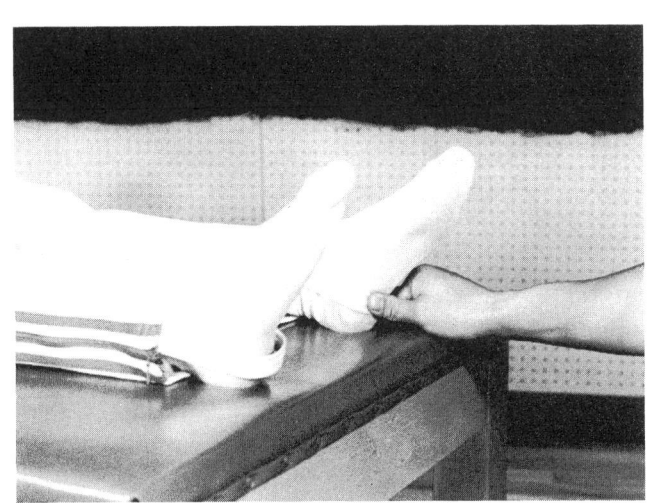

写真⑥
操者は抵抗を与え，伸ばしきったら3〜5秒後に瞬間脱力

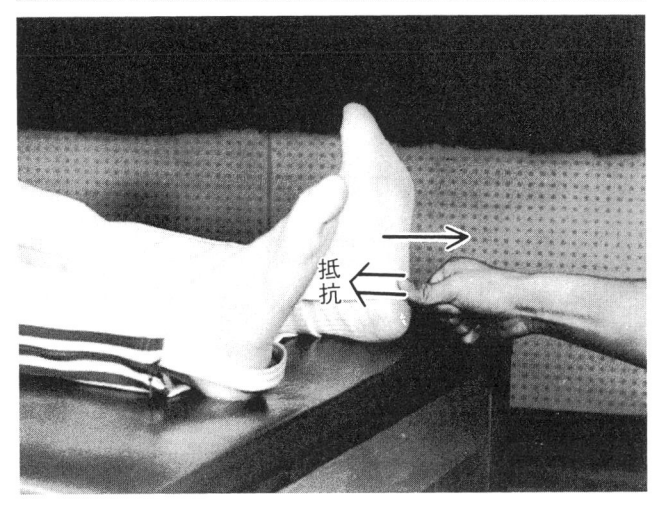

抵抗

コメント　本人が息を吐ききったときに脱力できれば理想的。脱力した姿勢のままでひと息ついてからまたくり返す。2〜3回行なう。仰臥C－1には，操者の抵抗を抜きにして行なう自力運動があります。

　踵を伸ばす動きは，爪先をそり返らせる動きが伴わないと完全に行なわれず，両者の動きの主動筋（動きの主体となる筋肉）とその質量は異なる―連動性の質量変位―。ちょっと難解な説明文になりましたが，仰臥C－1の動きを端的に表現するとそうなります。すなわち，踵を伸ばす動きを完全に行なうためには，必ず爪先をそり返らせる動きが伴うということです（正方向・負方向の相反する動きが同時に存在している）。さらに踵を伸ばす動きは，膝を真直ぐに伸ばす動きが伴わないとできませんが，爪先をそり返らせる動きは，膝が伸びた状態と折った状態の両方でできるわけです。

　膝を折った状態の爪先そり返しは，操体法の重要な動き仰臥G－1となりますから，仰臥C－1の踵をスムーズに伸ばせる人は，仰臥G－1もスムーズにできますので，それは健康体に戻りやすい人，ということにもなります。仰臥C－1の連動性は，からだの硬い人でも腰まで，硬くても動きをこなせる人は背中あたりまで，からだが柔らかで動きのできる人ですと首までにもおよびます。

各種操体法の実際　99

〈実技3〉 仰臥E—1 ◆脚がどこまで上がるか

適応症状　股関節・腰の痛み・だるさ解消

写真⑦ 自力動診
片脚ずつ膝を伸ばしたままゆっくりと上げて，左右の快・不快を調べる。

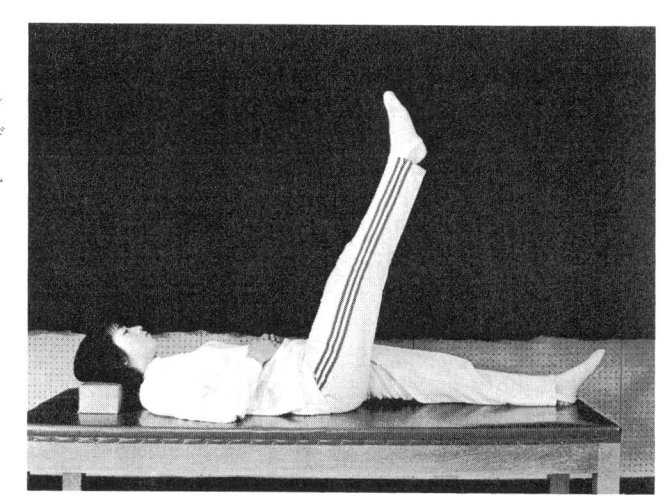

写真⑧ 操体
本人が脚を持ち上げて痛い，苦しいなどの不快感がわかったら，その不快感の出る少し手前（図①）から脚をおろすが，操者は踵に手をあてて，おろす脚を少しジャマする（支える）程度の抵抗を与える。

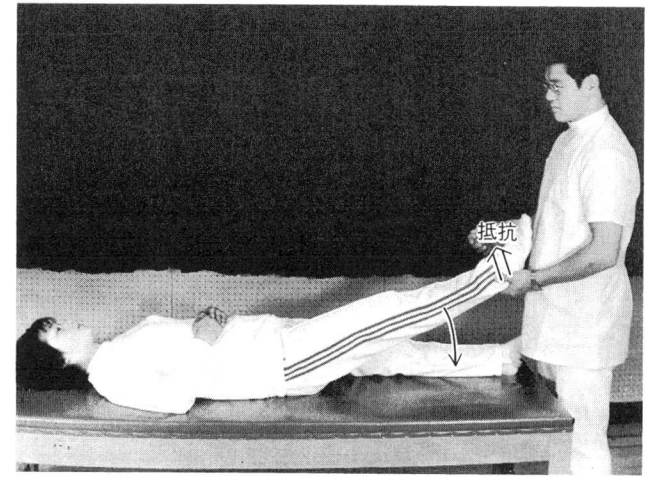

図①

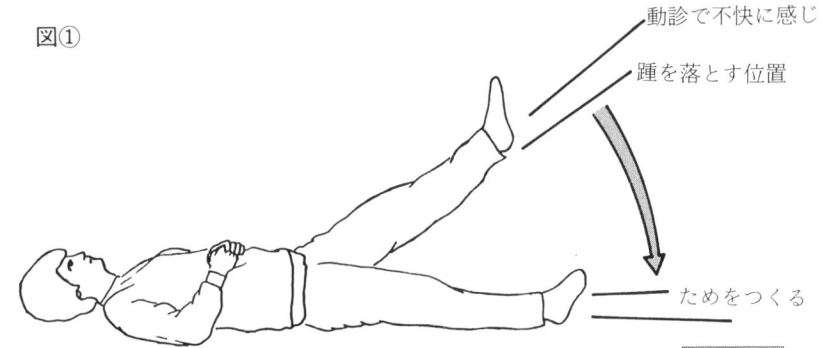

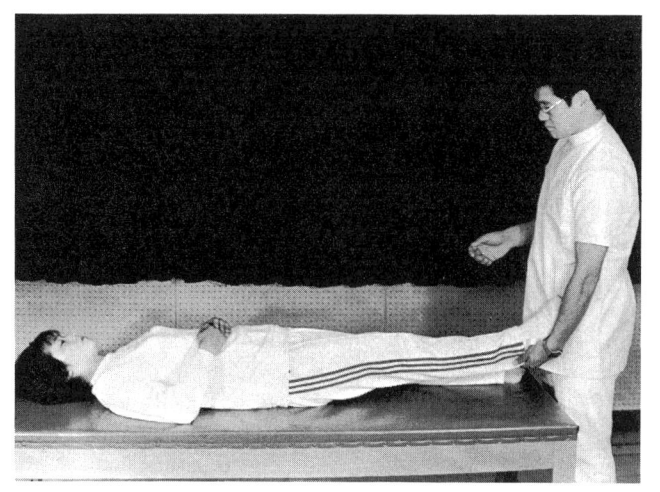

動診で不快に感じ
踵を落とす位置
ためをつくる

写真⑨ 操 体

踵が床近くなったら3〜5秒間のためをつくった後に両者同時に瞬間脱力。操者は本人の踵を支えているだけにする。本人が息を吐ききるのと、脱力が同時であれば理想的。ひと息ついた後にまた行ない、2〜3回くり返す。

コメント　膝を伸ばしたままの脚を交互に上げる動きを次のように行なうと同じ脚上げであっても、動きの影響の仕方（連動性の質量変位）が体感的に異なることがわかります。

　イ）膝を真直ぐに伸ばしたままで、膝（脚）を上げる気持で行なう。
　ロ）膝を真直ぐに伸ばしたままで、踵（足）を上げる気持で行なう。

　膝を上げるのか、踵を上げるのか、気持（感じ）のおき方しだいで力の入れ方や脚上げの重圧感などがまるっきり変わってきます。このように同一の動きや、同じ部位でも正反対の動きを行なう（先ほどの仰臥C—1など）ときに、動き感覚・抵抗感などが異なるばあいも、連動性の質量変位

といいます。脚上げ角度による健康度の目安は次のようになります（膝が伸びていること。障害者除く）。

①上げた脚が上体と70°以上
　　60歳代以上 —— 満点・最良
　　40歳代以上 —— やや良
　　30歳代以上 —— からだが硬くなっている！
　　20歳代以上 —— 酒・タバコ・過肉食注意

②上げた脚が上体と60°くらい
　　40歳代以上 —— 仰臥G－1，H－1，伏臥A－2－eを1日1回行なう必要がある。脚・腰の衰えに注意。
　　30歳代以上 —— 年齢より10〜15年老けて見えるか，常にからだの不調を訴えている人。
　　20歳代以上 —— 残り寿命30年くらい
　　10歳代以上 —— 残り寿命30〜40年くらい

③上げた脚が上体と45°くらい
　　年齢的に若干異なるばあいもあるが，立位体前屈で，指先がかろうじて床につくか否かの人。

④上げた脚が上体と40°以下
　　50歳代 —— 残り寿命5〜?年
　　40歳代 —— 残り寿命10〜15年
　　30歳代 —— 残り寿命20〜25年

　年齢が50歳代以下で上げた脚が上体と45°くらいであれば，その人は60歳代に入れるか否かのギリギリの線を進行中というべきです。こういう人は必ず内臓疾患を伴い外科的処置のお世話にならざるを得ません。寿命を60歳代以上まで延長させるためには，相当に精神作用を強化するか，からだの異常感覚（とくに下肢・腰背部）を常に解消するように心がけなければ，寿命の保障はありません。そういう人は仰臥C－1，伏臥A－2，椅坐A－1，D－1と自力運動（坐つま立ち運動，中腰尻ふり運動）を毎日行なうことが必要です。

〈実技4〉仰臥F−1 ◆膝を整える操体

適応症状 膝の痛み・不快感解消，円背，膝関節痛

写真⑩⑪ 他力動診

操者は本人の膝に手をあてて，左右交互に上から軽く（約200〜300g）押して，快・不快を調べる。

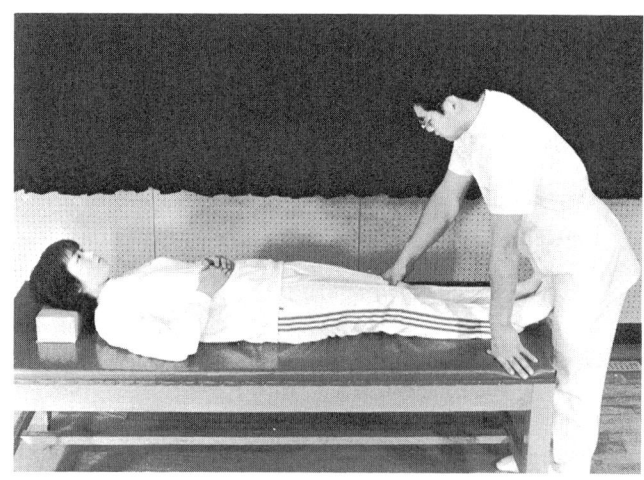

写真⑩
膝を交互に軽く押す

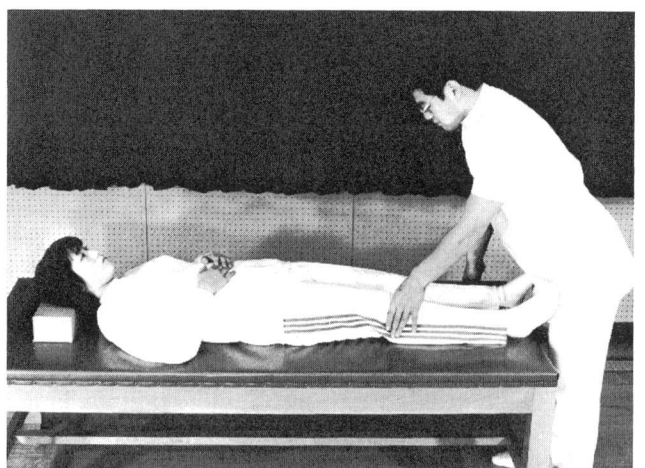

写真⑪
同上。快・不快を調べる

写真⑫⑬ 操 体

軽く押されて不快を感じるときは，その反対の動き，すなわち膝を曲げて上げる。操者はその膝に手をあてて，若干の抵抗を与え，膝裏が床から5〜10cmくらい離れたところで3〜5秒間ためをつくり，両者同時に脱力する。

写真⑫
不快不快の膝（左）を曲げて持ち上げる

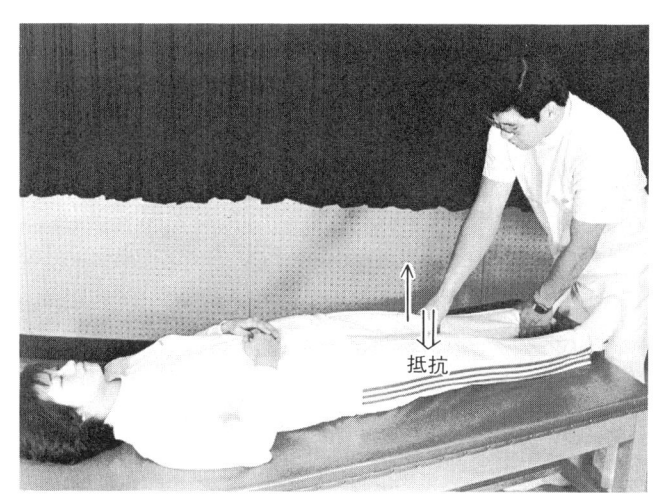

写真⑬
5〜10cm上げたら3〜5秒後に瞬間脱力

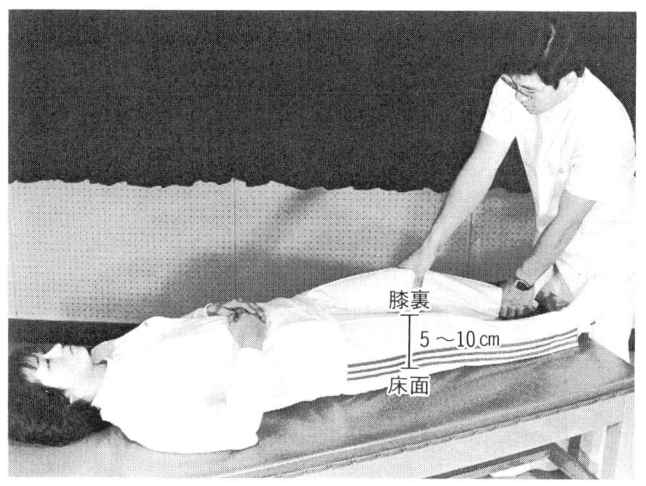

コメント 操者は本人の膝と足首に手をあてると行ないやすい。

写真⑭⑮ 操 体

軽く押されたほうが快のときは，本人の膝裏が床から15cmくらい離れるところまで持ち上げておき，そこから膝を伸ばす（脚を伸ばす）。操者は膝裏に手をあてて伸ばそうとする膝に若干の抵抗を与え，操者の手の甲が床についたら，そのまま3〜5秒間のためをつくった後に，両者同時に瞬間脱力。

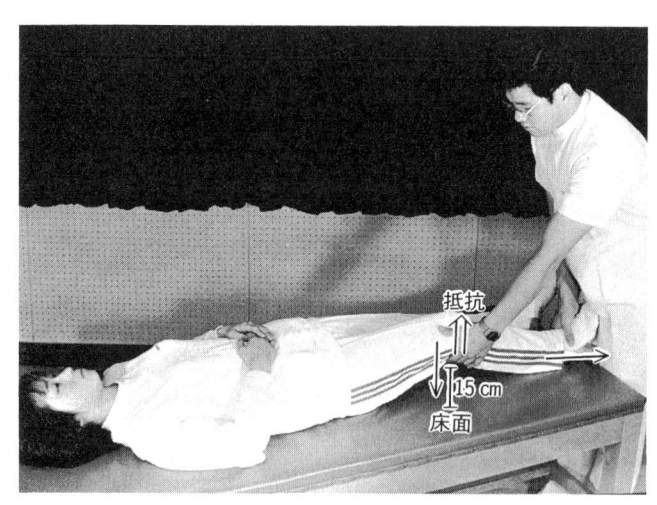

写真⑭
曲げ上げた膝を伸ばす

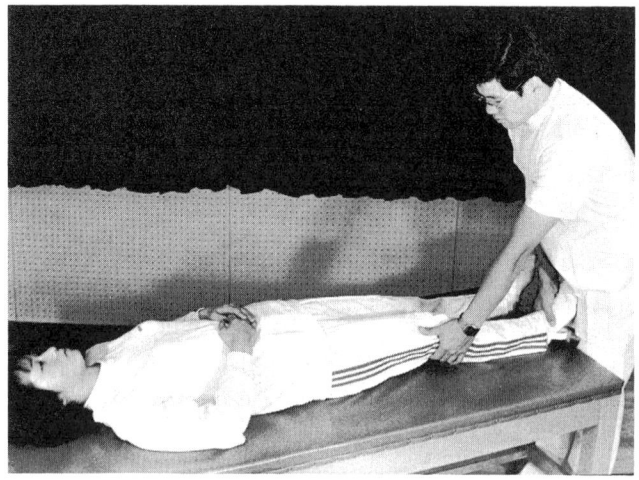

写真⑮
床についたら3〜5秒後に瞬間脱力

コメント　操者は本人の膝裏と足首または足底に手をあてると行ないやすい。膝の痛い人に動診を行なうばあい，あまり力を入れすぎると極端に痛がりますから，200～300ｇ程度の力で押します。膝が痛くないばあいは１～２kgくらいでもかまいません。坐るとき，立ち上がるときの動きで，膝が痛くなる人には特効的な操体法です。

　膝の動きは前後への重心移動をコントロールしています。中・高年者がからだの不調を訴えると，腰・肩・背中の次に痛いのが膝。立つ・坐るなどの動作で痛みが発生します。膝は曲げ伸ばしの運動機能を持っていますから，痛みの発生原因もそのどちらかの機能に生じていることになります。膝の曲げ伸ばしいずれかの操体を４～６日行なっても，膝の痛みが全部解消されないばあいには，膝の曲げ伸ばしが伴う他の操体法を行なう必要があります。たとえば仰臥Ｃ―１の踵伸ばしは，膝を伸ばす動きが伴うと説明しました。とすれば，当然のことながら，仰臥Ｂ，Ｃ，Ｅ，Ｇ，Ｈ，伏臥Ａ，Ｂ，椅坐Ｂなどが関連してきます。膝が痛いときには，足首の操体を先に行なってから，次に膝操体を行なうほうが解消が早いばあいがありますから，椅坐Ｂ―１，２，３を最初に行なうようにします。

〈実技5〉仰臥H—2 ◆腰・背中を整える

適応症状 背中・腰のだるさ・痛み解消，背部痛，動悸・息切れ，円背，腰痛，ギックリ腰，生理痛，胃弱

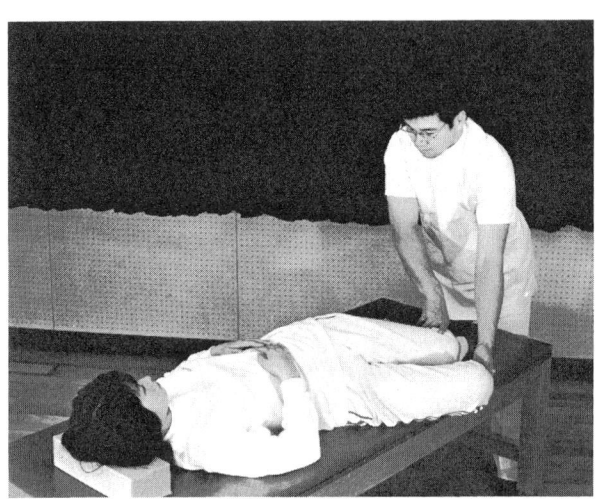

写真⑯⑰ | **動　診**

本人の両踵を腰幅に開かせて両膝を立てる（½屈曲）。それからゆっくりと左右に膝を倒し，快・不快を調べる。

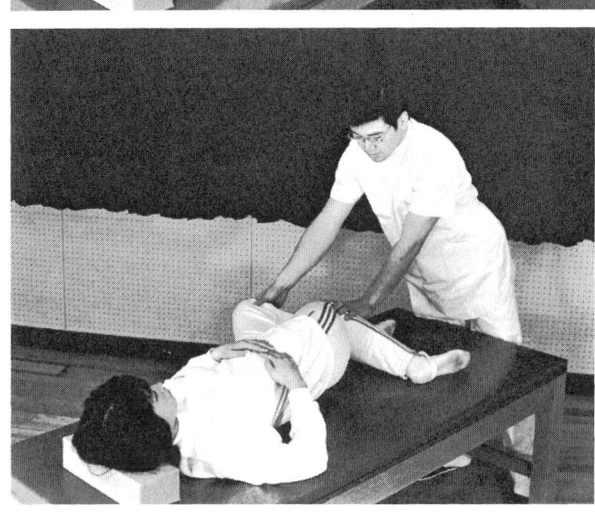

写真⑱⑲⑳

操 体

　快・不快がわかったら，不快から快方向に息を吐きながらゆっくりと倒し返させる。操者はこれに若干の抵抗を与え，倒しきったら3～5秒間のためをつくった後に両者とも瞬間脱力する。そのままの姿勢でひと息ついてからまた行なう。2回くり返す。

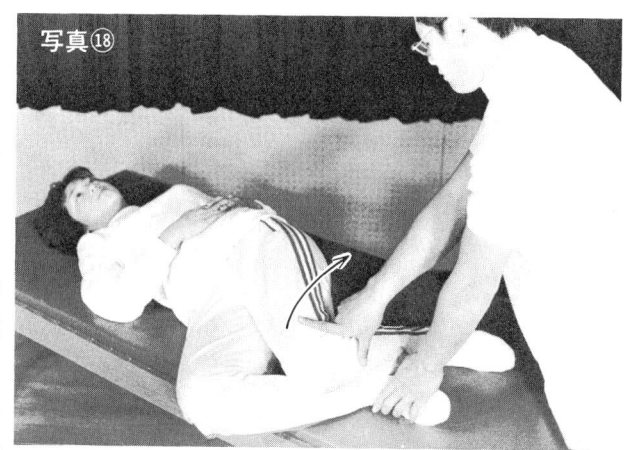

写真⑱

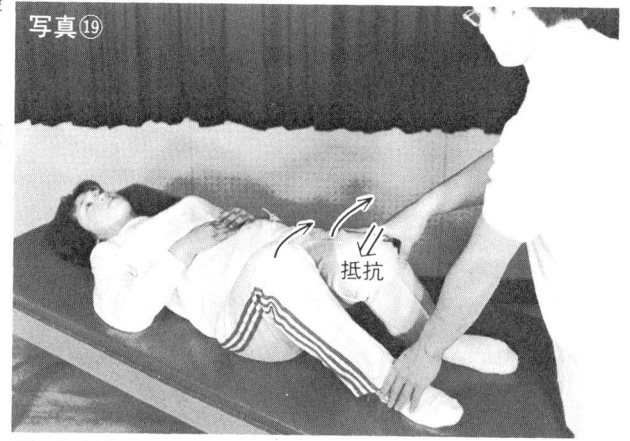

写真⑲

抵抗

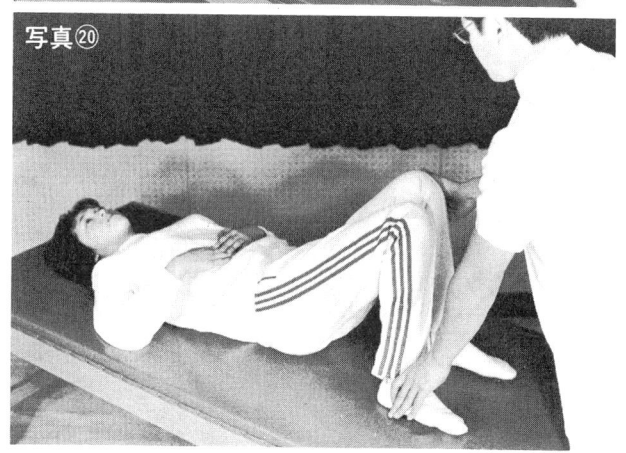

写真⑳

コメント　動き方は仰臥H−1と同じ（74ページ参照）ですが，両踵を腰幅に開かせて行なうところがちがいます。これだけで，操体の効果はグンとちがうのです。H−2の主な目的は，H−1でだるさ・痛みを解消しきれなかったばあいのその解消と，背中までに及ぶ操体効果を出すためなどです。それならば最初からH−2を行なえば手っ取り早いように考えられますが，人によってはH−2はH−1に比べ，腰・背中に若干の負荷（きつい感じ）が生ずるばあいもあります。ですから，最初にH−1を行なって負荷が生じないようにしてからH−2を行なったほうが無難です。操者の手は，本人の足首と膝か，または両膝だけにあててもかまいません（息の吐き方，脱力はH−1と同じ）。

　両踵（両膝）をそろえて行なうH−1と，両踵（両膝）を腰幅に開いたH−2を，運動量の面から比較するとH−2のほうがはるかに大きく，操体の連動性効果も高い。しかし運動量は硬直なからだよりも，柔軟なからだのほうが生じやすいから，同じ運動量を硬直体に求めれば，一部に負荷愁訴が発生しやすくなります。その意味で硬直体に最初からH−2を行なうばあいには，下腿の倒し角度を小さく，ゆっくりと行なうことが前提となってきます。また，操体法が力を入れずにゆっくりと行なうのは，そのことからも正当性があり，理にかなっているわけです。たとえばH−1，2の膝倒しも，5〜6秒くらいで片側に倒すくらい"ゆっくり"の余裕が欲しいものです。その余裕が可能であれば，あなたは健康への招待状を受けたことになります。ですから，硬直体に最初から痛い・苦しいということを，汗水たらしてガマンしながら行なうのでは"ゴクロウサン"と声をかけられずにはおれません。硬直体であってもからだの前後・左右への動き感覚を調整（調和）してから，ガマンできる範囲の動き方をするのが真の健康法であり，老けても健やかさを失わない秘訣となります。

〈実技6〉仰臥Ⅰ—1 ◆下肢と腰を整える

適応症状　眼精疲労，視力回復，精力減退の回復，腰のだるさ，坐骨神経痛，下痢・便秘，残尿感，前立腺肥大，慢性婦人科症状

写真㉑　触　診

本人は両脚を伸ばして開き，操者は大腿部内側の股と膝の間，膝寄り⅓を触診する。表記症状のばあいには，その個所に極端な圧痛が生じる。

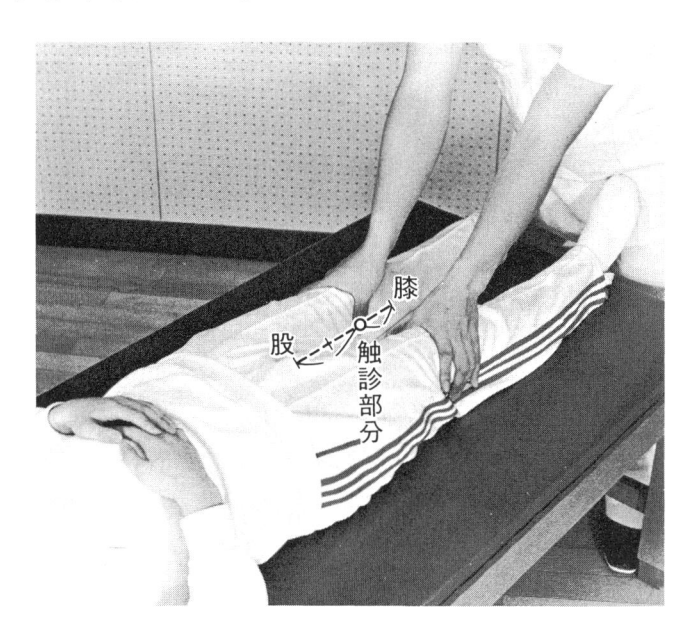

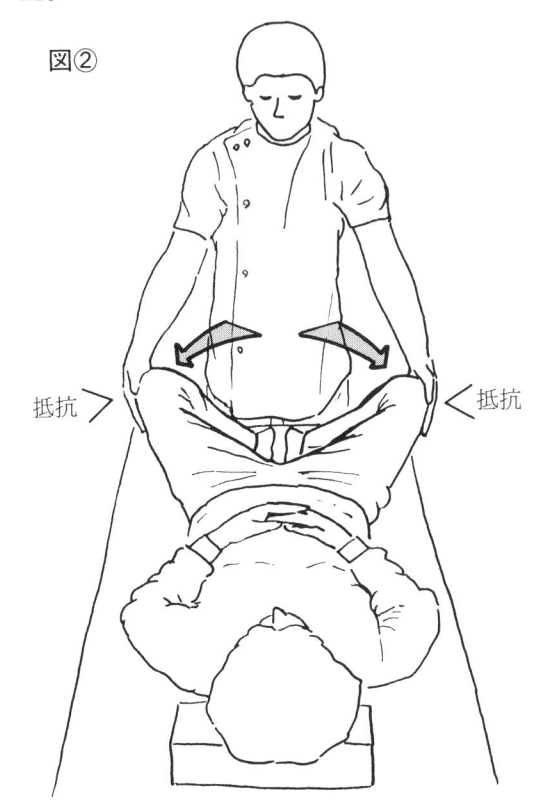

図② 操　体

本人は両脚をそろえて½屈曲。足位置をズラさないようにして、両膝を徐々に開いていく。操者は両膝外側に手をあてて、両膝の開きに若干の抵抗を与え、適当な位置までになったら3〜5秒間のためをつくった後に、両者同時に瞬間脱力。本人はそのままの姿勢でひと息ついてから2〜3回くり返す。

図②

抵抗　　　抵抗

コメント　息を吐きながらゆっくりと両膝を開いて、股の開き角度が70°くらいになると、腰がだんだんと浮いてくるようになります。ですから、この操体の効果は、両膝開きと腰の浮き方が連動してはじめて現われ、眼の疲れと、精気の欠けたときに、また風邪をひいたときの腰のだるさ解消に大変効果があります。

〈実技7〉 仰臥Ⅰ—2 ◆股の調子を整える

適応症状 股関節の異常緊張（股が開かない），脚のシビレ・だるさ・冷え，坐骨神経痛，下痢・便秘，残尿感，前立腺肥大，慢性婦人科症状

写真㉒ 触 診

本人は両脚を伸ばし，操者は股と膝の½大腿部外側を触診する。表記症状のばあいには，その個所は極端に硬く圧痛が生じる。

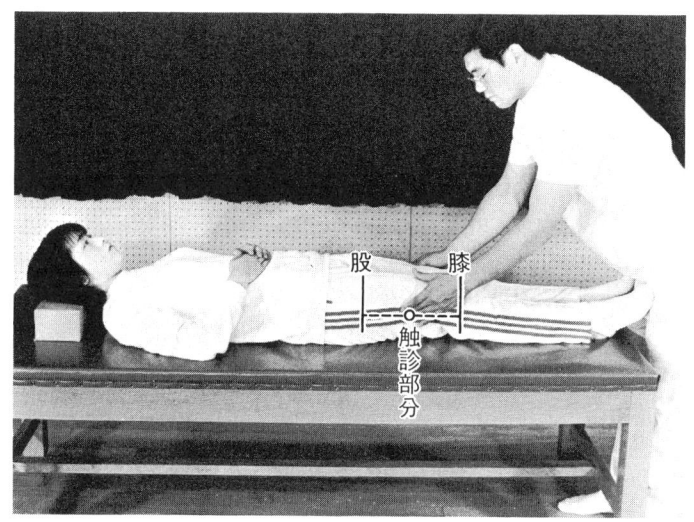

コメント 本人が立った姿勢で腕を伸ばし，中指のあたったところが触診個所。立った姿勢では常に緊張している筋肉です。脚のだるさ・疲れは，とくにふくらはぎ・大腿部後ろ側に感じますが，この筋肉の疲れは感覚的にあまり感じません。でも触診すると，圧痛が生じます。寝てから脚のシビレ・脚の冷えのある人，また特異的な人で股の開きがわるい人には効果があります。股の開かない人のばあいは，両膝の間隔が5cmくらいのところから始めること。

図③

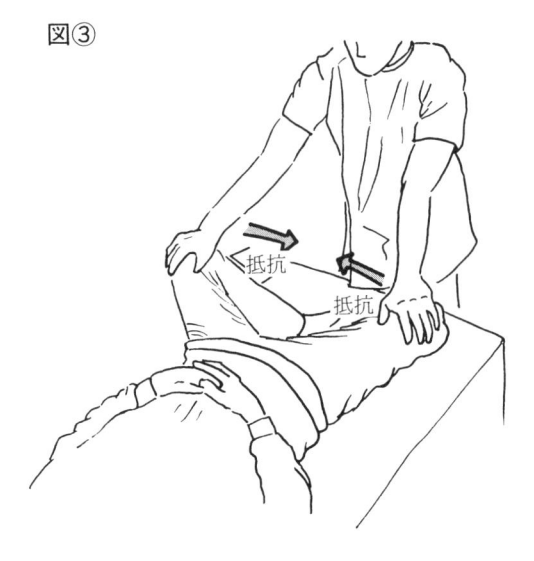

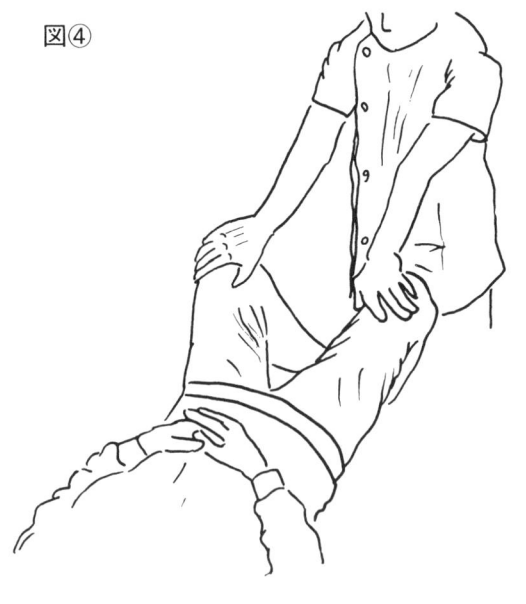

図④

図③④ 操　体

本人は両足をそろえて½屈曲。それから両膝をあけられるところまで開いて、そこから両膝をゆっくりと、息を吐きながら徐々に閉じる。操者は両手を本人の両膝内側にあてて、若干の抵抗を与え、自分の両手がついたら3〜5秒間のた・めをつくった後に、両者同時に瞬間脱力。本人はそのままの姿勢でひと息ついてから2〜3回くり返す。

〈実技8〉仰臥J―1 ◆骨盤の歪みを正す

適応症状 歩くと腰が痛い，股に不快感がある，坐ると腰が痛い，胃下垂，慢性婦人科症状，坐骨神経痛，生理痛，下痢・便秘，低血圧症，貧血，冷え症，腰曲がり，など

　仰臥J―1の操体には，触診と動診の二通りがありますが，動診のほうが行ないやすいでしょう。

写真㉓ 触　診

　本人は両膝をそろえて½屈曲。操者は本人の足側から写真のように尻の下に手を差し入れて（尻の横から手を入れては触診できない），左右の触診感覚で快・不快（強く感じる・痛く感じる）を調べる。触診個所は立っているときに尻から一番突き出ているあたりの坐骨付近。内臓下垂・慢性婦人科症状は，そのほとんどが骨盤の歪み（左右骨のズレや前傾）が原因である。触診をした個所には梨状筋という骨盤と大腿骨（脚の骨）を結ぶ筋肉があって，骨盤の歪みの発生に伴ってその筋肉は異常緊張を起こす。そうすると触診では感覚的に強く感じたりすることになる（右手利きの人は，左側尻が感じやすくなる）。

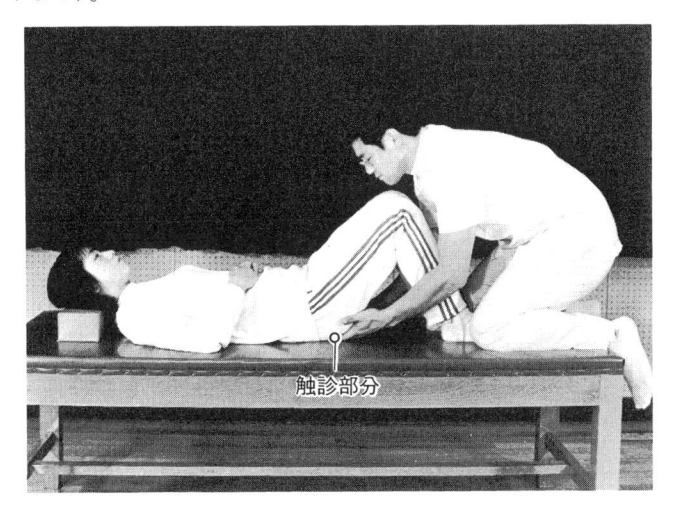

触診部分

写真㉔㉕ 動　診

　操者は本人の爪先か膝頭をつかみ，膝を腹につけるように左右交互に押して，左右ではどちらのほうが不快かを調べる。触診で圧痛や強く感じた側と，押されて不快感の出るほうとは一致する。

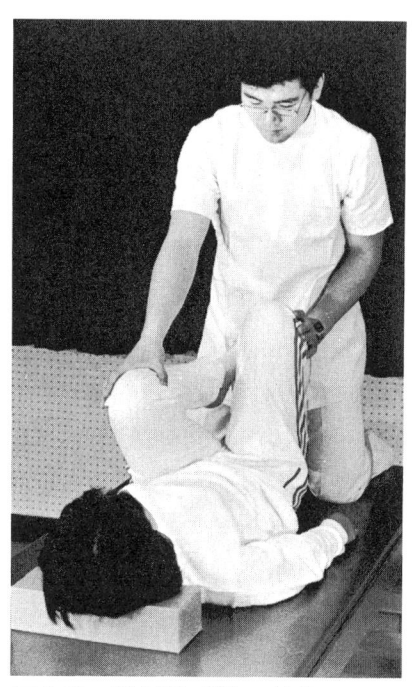

写真㉔　膝を腹に押しつける　　写真㉕　同左

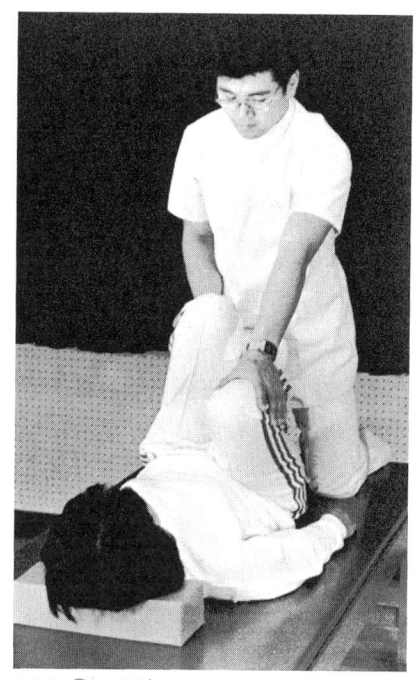

図⑤ 操　体

　イ）押されても不快を感じなかったほうの操体。床につけた足の床位置をそのままにして，膝頭を自分のほうに引き寄せる（図は左膝頭を引いたもの）。操者はその膝頭に右手をあてて若干の抵抗を与える（操者のほうに膝を引き寄せる抵抗）。本人が膝頭を自分のほうに引き寄せると，反対側の尻が少し持ち上がる。尻が持ち上がったまま3～5秒間のためをつくった後に，両者ともに瞬間脱力。

各種操体法の実際　115

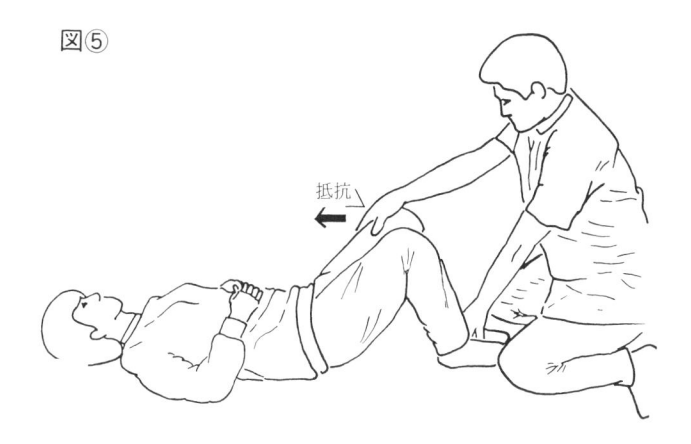

図⑤

抵抗

図⑥ 操　体

ロ）押されて不快を感じなかったほうと，不快を感じたほうを同時に行なう操体。不快を感じなかったほうはイ）と同じに，不快と感じたほうは膝頭を操者に押し出す（両足の床位置をそのままにして行なう）。

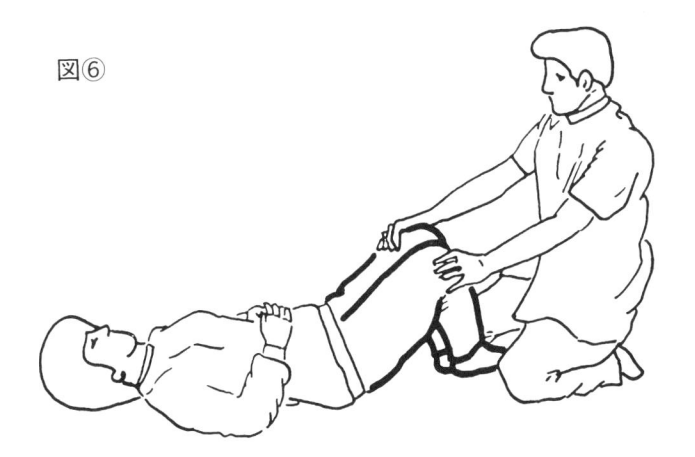

図⑥

図⑦ 操　体

ハ）操者は右手を本人の左膝頭に，左手を右膝頭にあてて，本人の左尻が持ち上がったら3〜5秒間ためをつくり，両者ともに瞬間脱力（図の矢印は，操者の左手に入れるとくどくなるので，右手だけに入れた）。

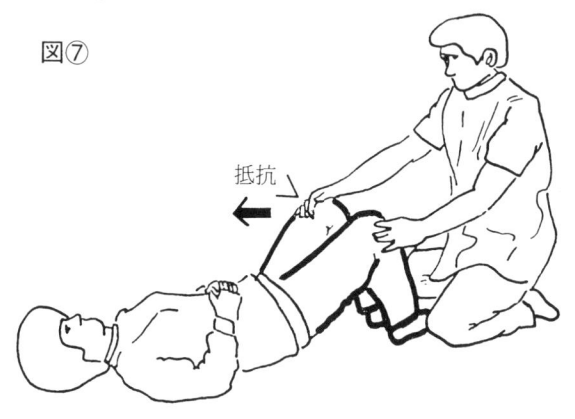

図⑦

抵抗

図⑧ 操　体

ニ）押されて両脚が不快と感じたら，操者は本人の足が床から15cmくらい離れるところ（操者の膝より少し上くらい）まで持ち上げ，そこから本人は両足を床につけるように踏みおろす。

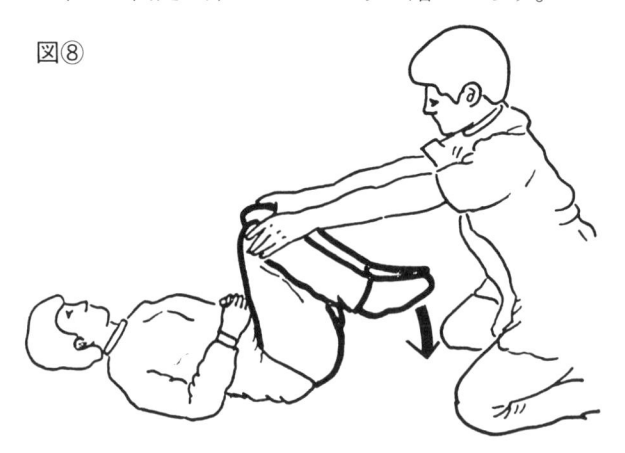

図⑧

図⑨ 操 体

ホ）そのとき，操者は本人の両膝に手をあてて，膝を持ち上げようとする動きに抵抗を与えると，本人の尻が持ち上がる。持ち上がったら（足が床につきそうになる），そのまま3〜5秒間のためをつくった後に，本人が瞬間脱力(お尻をストンと落とす)。そして操者も脱力する。

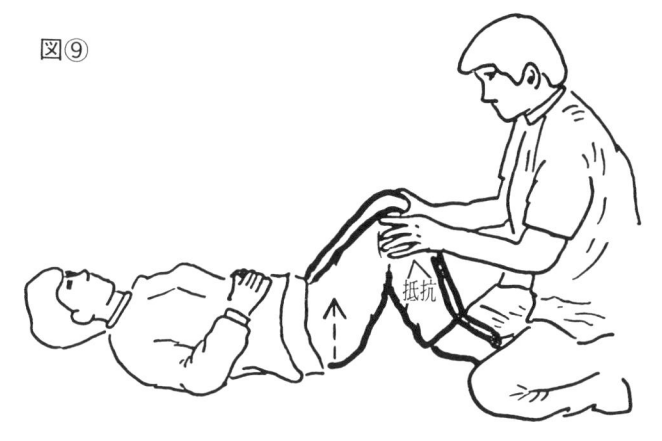

図⑨

コメント　息を吐ききるのと脱力が同時であれば理想的ですが，ちょっと慣れを必要とするかもしれません。膝を手前に引き寄せるときも，両足を踏みおろすときも決してバカ力を入れるのではなくて，必要最小限の力で行なうこと。

中・高年者で1回目からこの動きができる人は10人中1〜2人くらい。あお向けになると手足胴体がバラバラの感覚になるのと，眼で確認できない動きはコントロールしにくいためでしょうが，それほどまでに動き感覚を感受できないからだになっているということです。操体法の動きは全てゆっくり・スローであり，その動き方も赤ちゃんから教わったものが多いのです(操体法の秘密)。大人は赤ちゃんの延長上に位置しますから，その赤ちゃんの動きができないようでは，すでに延長はすっかり延びきっているということになりませんか。

昨今，便秘を治す体操療法とか，運動とかいうアクロバットまがいの動

きを行なう健康法が2，3あります。中・高年者もそれをしなさいということなのでしょうか。まったく恥知らずなことを無責任に教えるものだと寒心にたえません。そんなことをやったのでは，間違いなくひどい腰痛症になり，便秘も治るどころかもっとガンコな便秘になりかねない。操体法の仰臥J－1は便秘・痔・婦人科疾患に効きますから，操体の組み合わせに必ず入れるようにすればよいのです。

〈実技9〉 仰臥K－1 ◆肩の歪みをとる

|適応症状| 首スジのコリ，頸肩腕症候群，肩コリ，四十・五十肩，腱しょう炎，リューマチ

写真㉖㉗ |動 診|

操者は本人の頭側から，肩を左右交互にチョンチョンと押して快・不快を調べる（腕を引っぱるのと肩を押すのは同質の動きであるが，肩操体のほうが行ないやすい。だから，操体は肩のほうだけ載せました）。

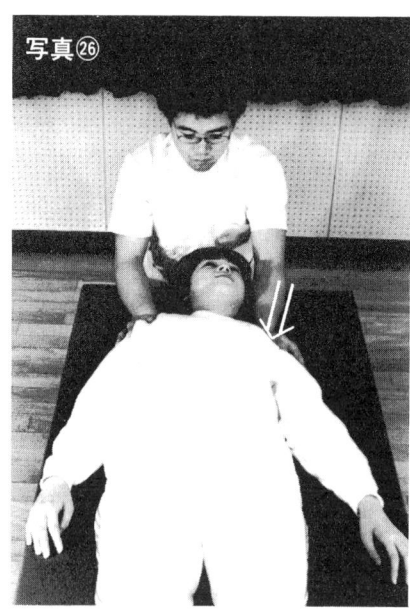

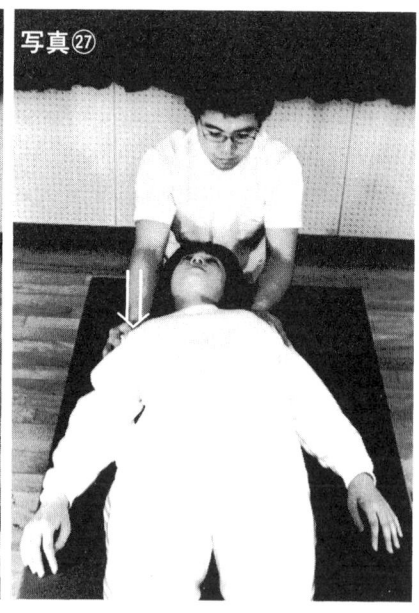

写真㉖　写真㉗

各種操体法の実際　*119*

図⑩ 操　体

　押されて不快感があるばあいは，その反対の動き，すなわち本人は肩を耳につけるように上げる。操者はその肩に手をあてて，若干の抵抗を与え，肩が上がりきったらそのまま3〜5秒間のた・めをつくった後に，両者同時に瞬間脱力。

図⑪ 操　体

　片肩だけを上げる動きは，他方の肩が下がる動きと連動するから，図⑪のように両手をかけて，肩の上げ下げに抵抗を与えると効果的となる。これをひと息つきながら2〜3回くり返す。

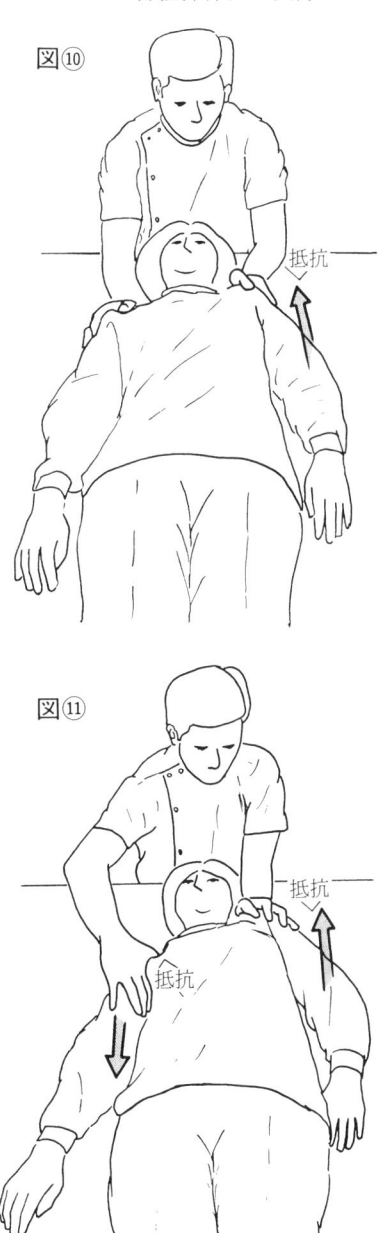

コメント　仰臥したときの肩は，立っているときの肩よりも耳に近くなる。だから肩コリの人も寝ると，その肩コリの感じが薄らぐことがある。そのことを活用して肩コリ，背・腰のだるさ，痛みを解消する操体法。肩の上げ下げに腕のひねりを加えると，もっと効果が出る（ヒント，腕のひねりは，129ページ参照）。

　起きているときよりも寝ているときのほうが，両肩は耳に近くなっていることを皆さん方はご存知だったでしょうか。実は運動（体操を含む）を指導している人たちもほとんどがそのことを知らない。知らないままに立った姿勢だけの指導を行なっているから，サッパリよくならない。これが現実の姿なのです。肩コリ，肩の異常感覚，背中の不快感などが，寝ると一時的に減少したり，消えたりするのは，両肩が耳に近づくように動いたためです。一時的にしろ，それで変化するのであれば，それをもっと促進しましょうというのが仰臥K－1（伏臥D－1も同じ）。この動きを坐った姿勢にあてはめると，椅坐F－1（164ページ）です。

　肩にも"表情"があり，その表情は健康状態や精神面（喜怒哀楽）を表わしております。肩の表情ではとくに鎖骨の形態が重要な意味を持っており，ときによってはその形態が，その人の半生を物語るばあいもありますから，"たかが肩コリ"などとあなどってはいけません。また，肩コリは頸部に影響して，思考を衰えさせますから，他の症状と同様に肩コリもすみやかに解消すべきです。

〈実技10〉 仰臥 L − 1 ◆首の歪みをとる

|適応症状| 頭・顔の症状，首のコリ・痛み解消，テンカン，顔面マヒ，言語障害，頸肩腕症候群

写真㉘㉙ |動　診|

本人は両手を腹に置き，足を腰幅に開いて脱力する。操者は本人の顔に手をあてて左右に向けて，向けたときの快・不快を調べる。

写真㉘　顔を左右に向ける　　写真㉙　同左

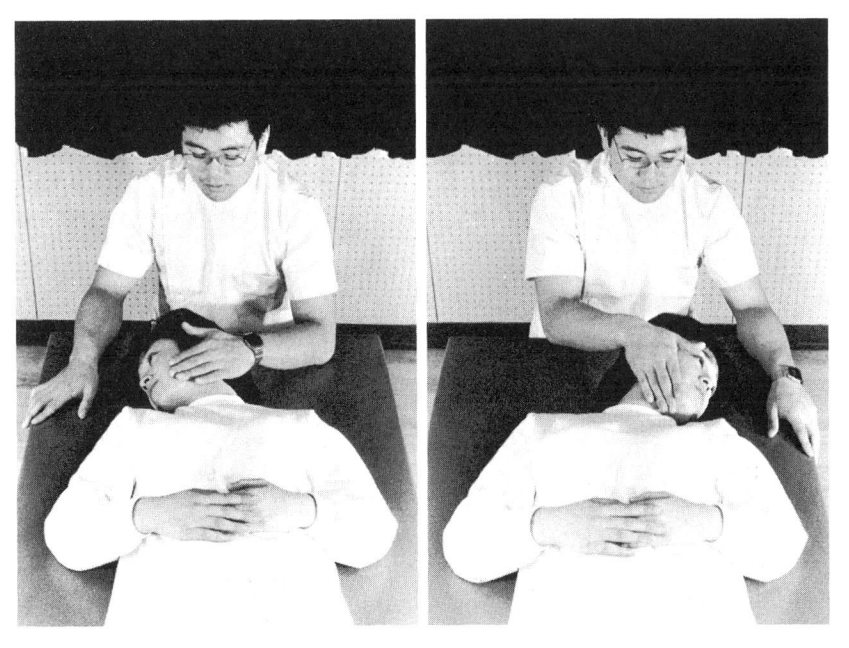

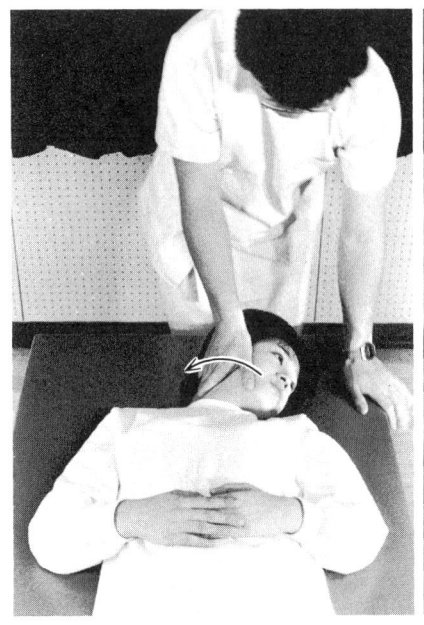

写真㉚ 不快(左)から快(右)へ返す 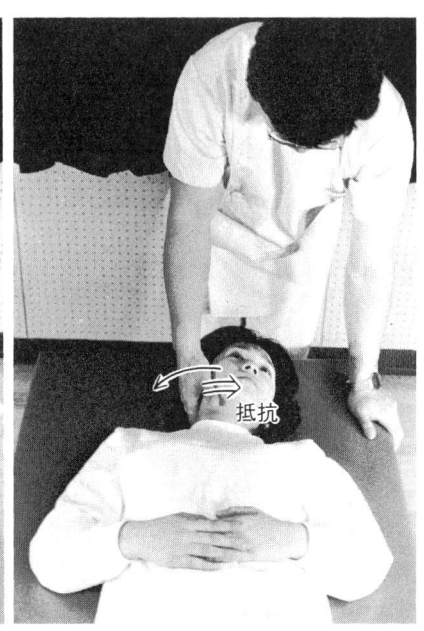　　**写真㉛** 操者は抵抗を与えていく

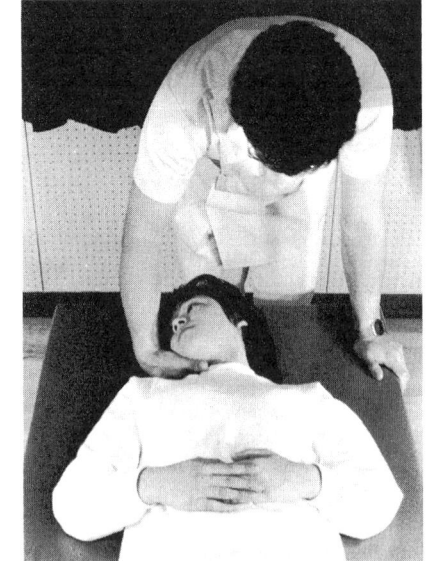

写真㉚㉛㉜　| 操　体 |

　調べて不快がわかったら，そこから息を吐きながらゆっくりと向き返す（実例を右向きにした）。操者は本人の首から頬か顎を包み込むよう手をあてて，本人の顔を向き返す動きに若干の抵抗を与え，向き返したところでそのまま3～5秒のためをつくった後に，両者同時に瞬間脱力。ひと息ついてからまた行なう。2～3回くり返す。

写真㉜　快へ向き返したら瞬間脱力

コメント　首をまわすということは，坐っている（または立っている）ときだけではありません。それは寝ていてもできます。朝眼がさめたら直ぐ起き上がらないで，首を右・左にまわして快・不快を調べ，不快から快方向に息を吐きながら，ゆっくりと2～3回まわしてから起きると，首の動きと頭の感じが，普段とちがいます。

　仰臥L—1は皆さん方も無意識ではあるが実際に行なっているはず。それを意識的に動き感覚で行なうということです。鼻のつまっている人も，寝たときの首位置次第で通じがよくなりますから，あれこれとゆっくり工夫してみることです。頭痛にも効果があります。頭部・顔面の症状は首の歪みが原因となっているばあいが90％以上ですから，就寝時に枕の高さを変えてみるのも一考です。それから皆さん方に研究課題を一つ提供いたします。仰臥K—1とL—1を組み合わせた動き方（それに腕のひねりを加えると上級操体法となる）は，頭痛・肩コリに即効性があり，しかも特効的です。首の柔軟性は腰曲がりと歩行の運動性に，大いに関連していますから，腰が悪い，眼が悪いといったときに，そこだけを捉える対症療法的な考え方では，せっかくあなた宛に届いた健康への招待状を，自らキャンセルしたのと同じことになります。ですから，健康法とは，自己責任の範囲内に存在しており，手を伸ばすとすぐに届くところにある！　と断言できるわけです。

　そして健康が可能か否かも，あなた次第ということになります。いや，あなただけではなくて家族みんなの健康が可能か否かも，ばあいによってはあなた次第で！　となってきます。

##〈実技11〉仰臥L—2 ◆首スジをスッキリ

　適応症状　頭・顔の症状，首のコリ・痛み解消，顔面マヒ，首スジのコリ，頸肩腕症候群

　写真㉝㉞　　動　診

　本人は両手を腹に置き，足を腰幅に開いて脱力する。操者は両手で本人の頭を持ち，左右に倒して，倒したときの快・不快を調べる。

写真㉞　　　　　　　　　写真㉝

各種操体法の実際　125

写真㉟㊱　| 操　体 |

調べて不快がわかったら，その反対の方向（写真の例では右）に倒し返す。操者は倒し返す動きに若干の抵抗を与え，反対側に倒したところでそのまま3〜5秒間のた・め・をつくった後に，両者同時に瞬間脱力。ひと息ついてからまた行なう。2〜3回くり返す。

写真㉟
左が不快だったら右へ倒し返す

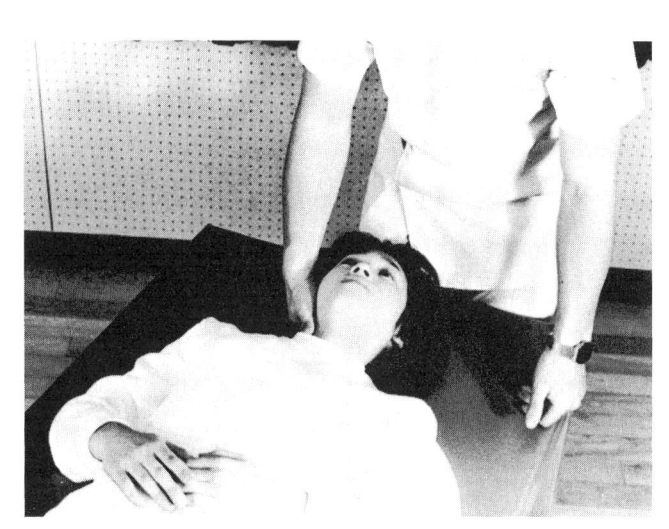

写真㊱
抵抗を与えられながら，倒しきったら3〜5秒後に瞬間脱力

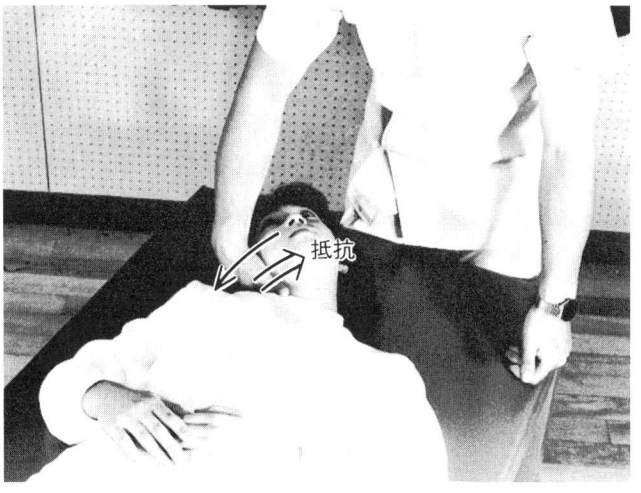

抵抗

##〈実技12〉仰臥M—1 ◆首・頸椎の歪みをとる

適応症状 頭・顔・首の症状解消，血圧の降下，頭痛・頭重，高血圧症，テンカン，顔面マヒ，言語障害，耳鳴り・難聴など

図⑫ **触 診**

操者は両手指を本人の首の後ろに差し入れて，中指で探ると筋緊張・硬結・頸椎のズレなどがあり，圧痛を伴う（図⑫－2探っている図。図⑫－1部位図）。

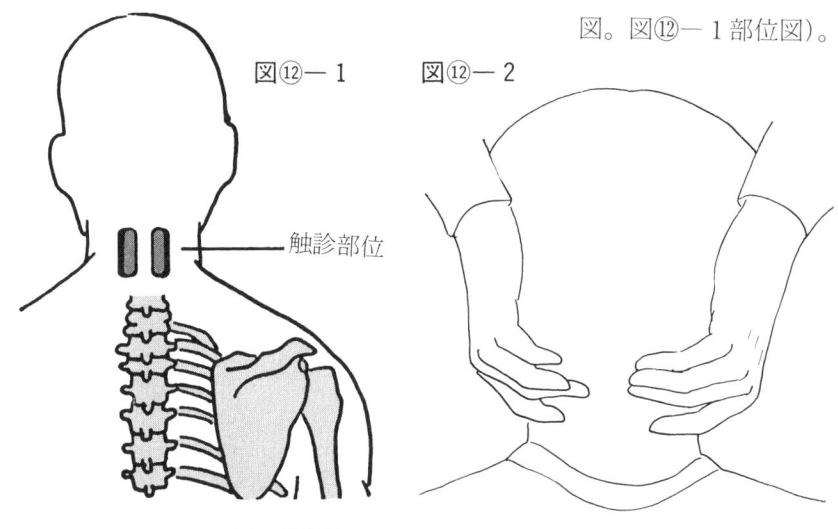

図⑫－1　図⑫－2

触診部位

写真㊲㊳㊴ **操 体**

イ）操者は両手指を首の後ろに差し入れ，両親指を本人の顎にあてる。本人はゆっくりと顎だけをそらせる（写真㊲）。

ロ）次に後頭部と両肘を支持点にして胸をそらせ，上に上げる（写真㊳）（背中が浮く）。

ハ）操者は，本人の首後ろと顎を自分のほうに軽く引く感じで動きを支え，本人が顎と胸をそらせきったら3〜5秒間のためをつくった後に，両者同時に瞬間脱力（本人は背中をストンと床に落とす）（写真㊴）。1〜2息ついた後にまた行なう。2回くり返す。

写真㊲
顎をグーッとそらせる

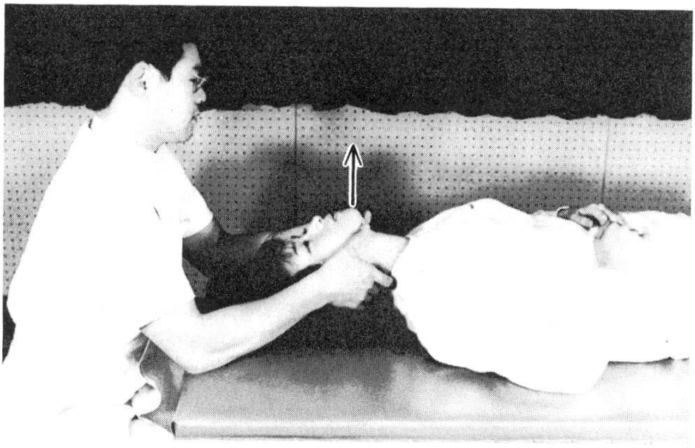

写真㊳
それから胸をそらせる。操者は首と顎を軽く引っぱる

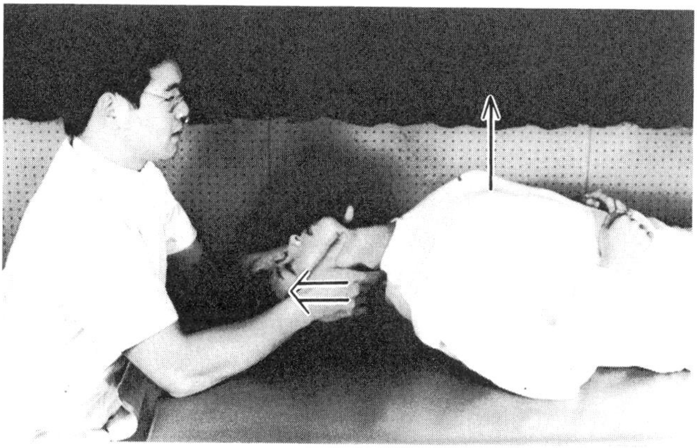

写真㊴
3～5秒後に瞬間脱力

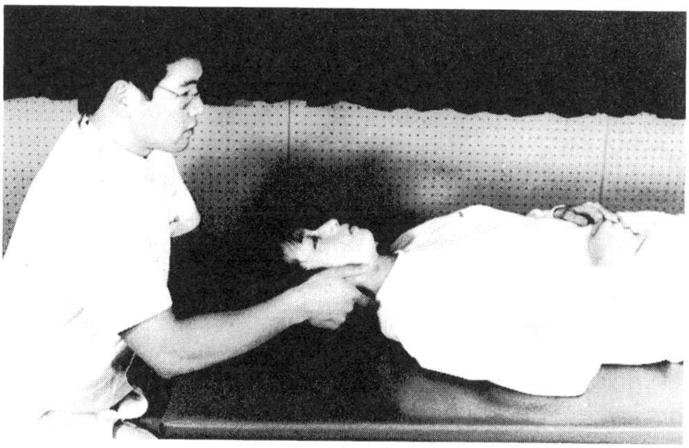

コメント この動きはプロレスのブリッジに似ていますから、見たことはおありでしょう。この動き方は、まず顎をグウーッとつき上げてから胸をそり返らせること。老齢者やネコ背の人で胸をそり返せないばあいは、つき上げた顎をそのままの姿勢で、首に手をかけた操者が軽くその首を引くようにして5〜7秒後に、両者同時に瞬間脱力。または椅坐E—3とI—3の動きを行なう。このようにある姿勢でなかなかその動きができないばあいには、いつまでもそれを行なわずに、形態（姿勢）を変化させて同じ動き方をするか、同じ効果のある別の動き方を研究することです。血圧の降下に効果がある仰臥M—1ですが、頭痛、鼻づまり、眼が疲れるなど頭部・顔面に関連した症状に適した操体法です。血圧降下法だけならば、双脚体重（体重測定器＝ヘルスメーターを2台おいて片足ずつ乗って体重をはかる）で重いほうの足裏を、うつ伏せで踏ませるとか、伏臥A—1も効果的です。しかし残念なことには、高血圧者全員に適応可能な一発療法はないと書かざるを得ません。症状の原因発生と進行形態が全員異なるために、形態観察と触診・動診の結果も、全員が異なってきます。しかし、その異なった結果で操体するのですから（痛い・苦しいの反対方向に動くこと）、すなわち、誰にでもできるということになります。

　頭痛の発生要因には風邪・二日酔などもありますが、その頭痛解消にも効果があり、また仰臥M—1の操体は、背骨周辺の筋肉の疲れを解消しますので、背部の不快感解消にも効果的です（背部と首の不快感を早めに解消しておくことが高血圧の予防にも直結している）。

〈実技13〉 仰臥N―1 ◆腕・肩を整える

適応症状 肩・背部の痛み解消（仰臥L―1と組み合わせると首のコリも解消），頸肩腕症候群，四十肩・五十肩

写真⑩

写真⑩⑪　**動　診**

操者は本人の腕を伸ばしてから，主に手首と肘を用いて，内と外にゆっくりとひねって（内転・外転という）快・不快を調べる。

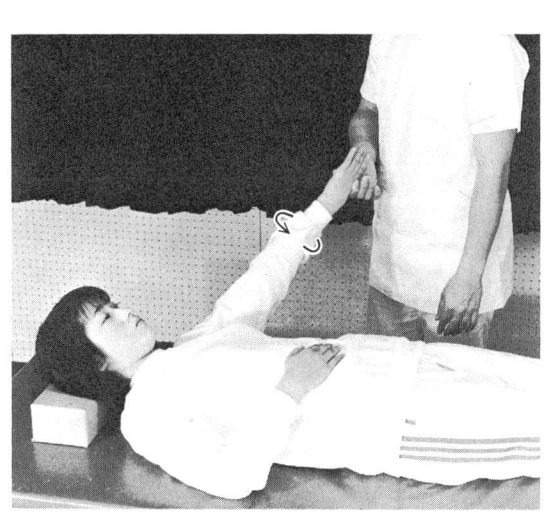

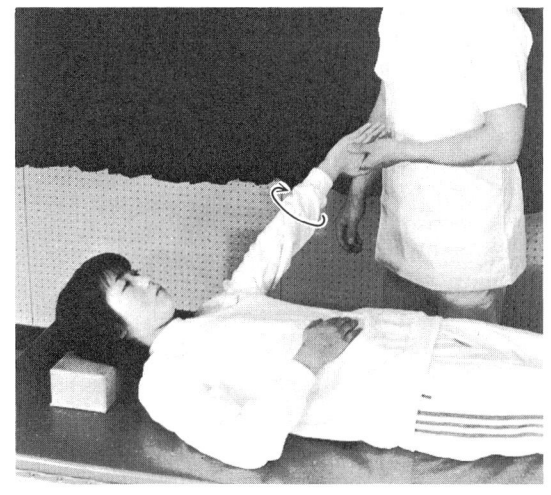

写真⑪

コメント 腕とからだの位置関係。腕をひねるときは，腕を上げている位置によって負荷（ムリな力）が生じやすいばあいがあるので，ムリにひねるようなことはしない。内転するときは手が胸から腰のあたり，外転するときは手が胸から耳の線上以内を目安に行なう（図⑬イ，ロ）。

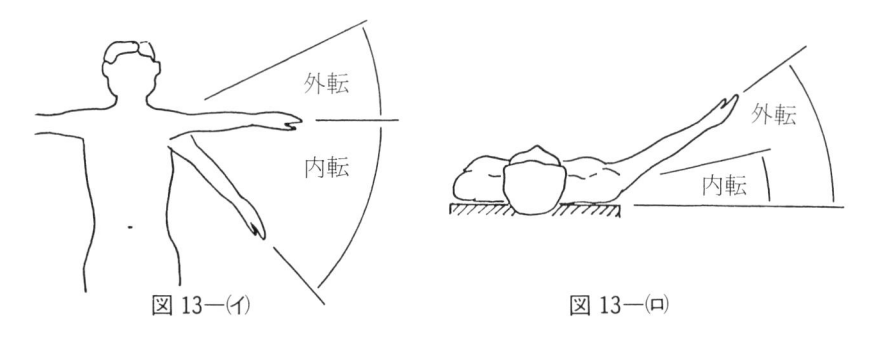

図 13—(イ)

図 13—(ロ)

図⑭ 操　体

快・不快がわかったら，不快から快の方向にゆっくりと，息を吐きながらひねり返す。操者はあまり抵抗を与えないで，本人が腕を快方向にひねる動きを，支えるだけにする。これを 2〜3 回くり返す。ひねり返した 3〜5 秒後に本人は瞬間脱力。

図⑭

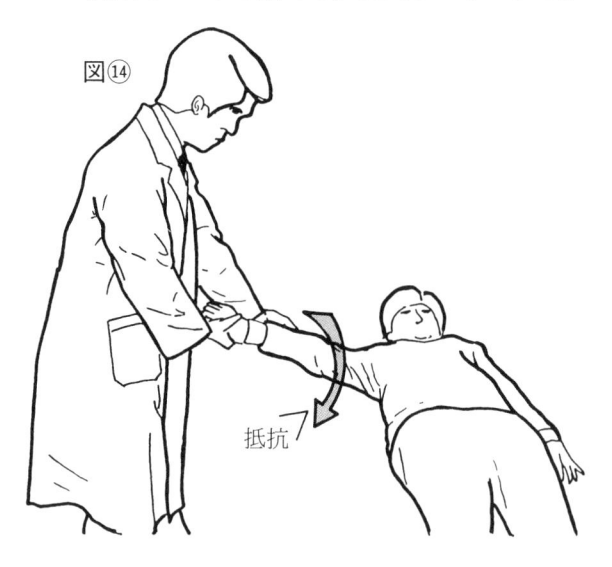

> コメント　　　　肩の動きは複雑な様相を示しますから，腕のひねりはソロソロとした感じで行なうことです。快・不快を調べる動きは操者が行ないますが，操体の快方向への動きには，ほとんど抵抗を与えないことです。手首・肘を支える程度にしていますと，本人の腕ひねりも行ないやすく，またそのほうが肩の複雑な動きの中から，快の動きを探しやすくなります。内転は手をからだの腰方向で，外転は手が胸から耳あたりの位置内で行なうようにすること（図⑬参照）。

寝た姿勢で腕（肩）の操体を行なうとは，誰しも考えつかないことです。赤ちゃんの生活は寝た姿勢で全部行なうようになっていますから，赤ちゃんの延長上にいる大人もそうなるはずなんですが。しかし大人は思考別で腕（肩）を動かすが，赤ちゃんは無意識でも成長に必要だから動かすといった，要素のちがいがあります。大人も痛いときは動きが意識化されますが，痛くないときは無意識です。これを分類しますと，以下のようになります。

　　　　　　　　　A　　　　　　　　　　　　B
イ）動かしても痛くない ── 無意識の動き・いくらでも動く。
ロ）動かすと痛いばあい ── 痛くない動きをソロソロと探り（意識する）
　　　　　　　　　　　　ながら動く。

ロ－Bがイ－Bになるとイ－Aですから，初めから痛くないほうに動かすことが必要になり，またイ－Bの動きがからだを元に戻す動き，すなわち痛みを解消する動きとなります。だから赤ちゃんは動かして痛いと泣きだすか，動きを止めてしまいます。また動物のばあいだと，必要最小限の動きだけを行ない，それ以外はじっとしていることが多い。痛くても動かすような無茶なことを行なっているのは，人間の大人だけです。いや人間の大人というよりは，知識を持ちだしたからだと表現したほうが適切かもしれません。

〈実技14〉 伏臥Ａ―１ ◆腰痛にうってつけ

適応症状　腹（下腹部）・腰痛と腰のだるさ解消

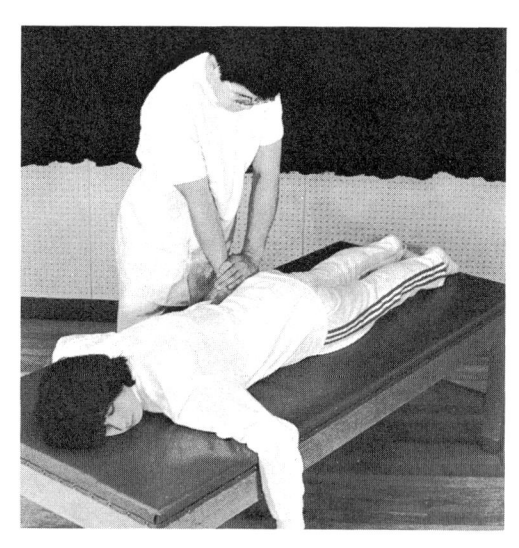

写真㊷

写真㊷㊸　動　診

本人はうつ伏せになって全身脱力。操者は本人の左右の腰を上から、また腰中央部を上から、スーッ、スーッと軽く押して（約１〜２kg）快・不快（押されると苦しい、痛い、痛みが強くなるなど）を調べる。

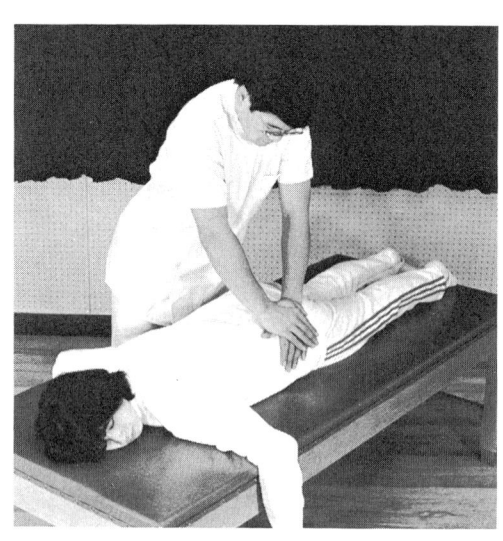

写真㊸

各種操体法の実際　*133*

写真㊹

写真㊹㊺　操　体

押されて不快がわかったら，操者は軽く押したときの手のままで

イ）約1～3 kgくらいの力で上から押さえる。

ロ）本人は操者が加えたその力に対抗するように，息を吐きながら腰を徐々に上げていく。

ハ）本人の骨盤が床から5～7 cm離れるくらいまで腰が上がったら，そのまま3～5秒間のためをつくった後に，両者同時に瞬間脱力。脱力したままひと息ついてからまた行なう。2～3回くり返す。

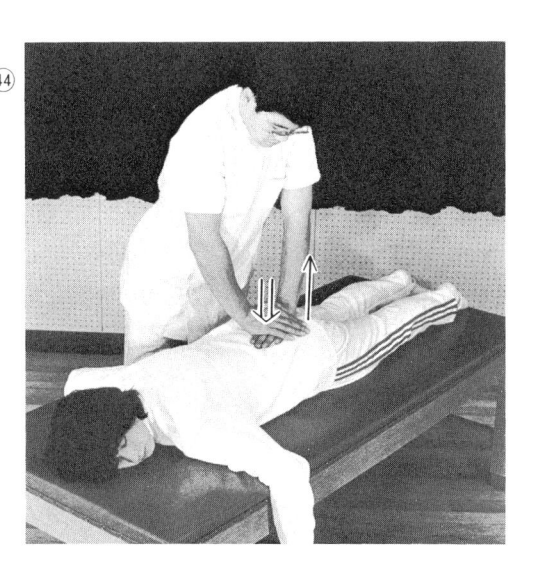

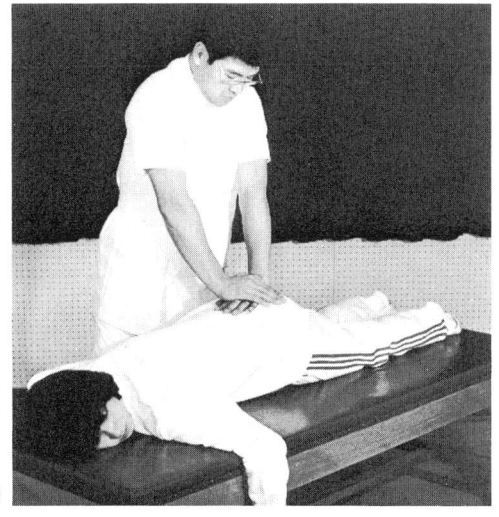

写真㊺

コメント　腰痛症，腰の痛み・だるさには大変よく効く操体法です。うつ伏せになって腰が痛い・重苦しいのは，重力で腰が床のほうに引っぱられる（押しつけられる）からです。その反対の動き，すなわち腰を上にあげる動きが，その解消法になります。人の手助けを必要としないでも行なえます。うつ伏せになって本を読んでいて，腰が痛い，重苦しくなったときには，腰だけを上のほうに少しずつ上げていき（床から5cmくらい），3〜5秒後に脱力。これを3〜4回くり返せばOKです。逆に，上から腰を押されたほうが気持がよいというばあいもあります。そのときは動診（3〜4kg）を5回くらい，ゆっくりと行なってもらうこと。または仰臥E－1（99ページ）が効果的。下腹部の痛みも同じ要領で解消されますが，何度行なっても痛みが再発するばあいには，専門医の診察を仰ぐように。外科的処置が必要となるかもしれません。

　腰の痛み解消にはうってつけの動きです。上から軽く―断続的に―押して重苦しい・痛いと感じたら，今度はそのまま押し続けてもらい，本人はそれを押し返すように腰を上げる（ヘソが床から1cmくらい離れただけで充分）。そして5〜7秒後に瞬間脱力。これを2〜3回くり返すとそれでOK。これほど簡単な腰痛解消法は他にない。

　腰痛で病院・治療院に行くと，牽引・鍼・灸・マッサージなどを20〜30分くらい行ないますが，操体ですとうつ伏せになってものの1分で終わり。腰を上げるのも上手に行なうことです。尻を突き出す感じでなく，腰を丸めるように押し上げるのです。この動き方も中年以上では1〜2回でスムーズにできない人が多い。この動き方から考えると，そんなことはないはずなのですが。

　うつ伏せになってこの動き方を2〜3回スムーズにできない人は，すでにからだの中心部が硬くなり始めた方で，そろそろからだの動き全般にわたって"鈍さ"が出てきたことを意味します。

〈実技15〉伏臥 B — 1 ◆婦人科，泌尿器科疾患に

| 適応症状 | 高血圧症，ムチ打ち症，膝関節痛，婦人科・泌尿器科の疾患

写真㊻

写真㊻㊼　| 動　診

伏臥した本人の両膝をそろえて直角に曲げ，操者は両爪先と両踵をつかむ。踵を中心に爪先を左右にまわして，どちらのほうが快・不快かを調べる。

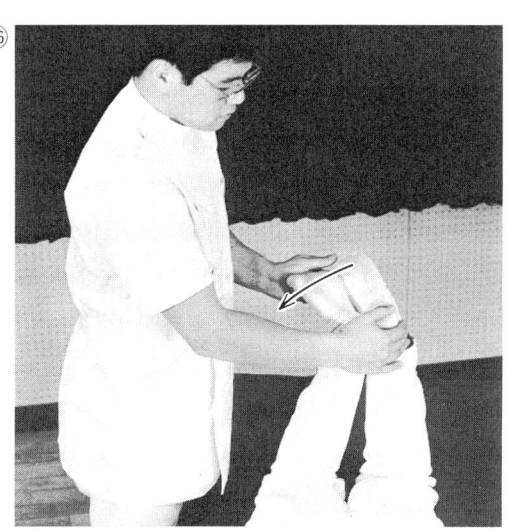

写真㊼

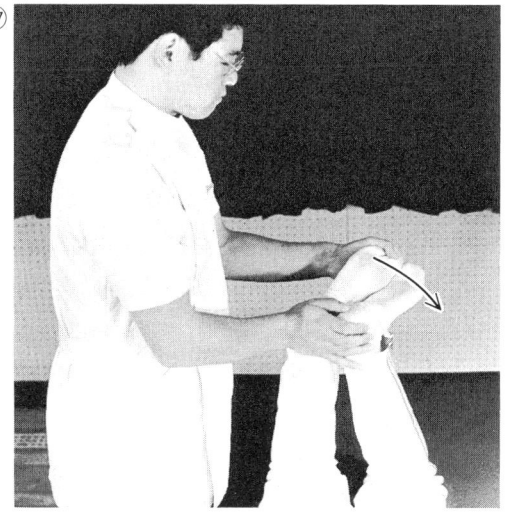

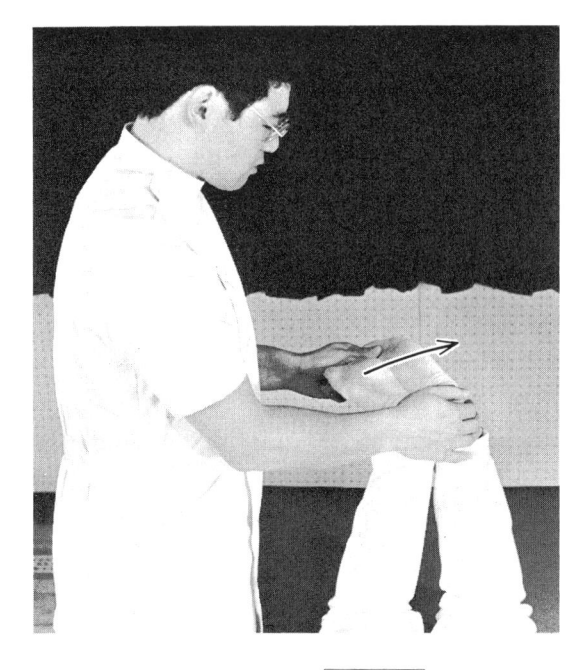

写真㊽
右が不快だったら左へまわし返す

写真㊽㊾㊿㊶ | 操 体

　快・不快がわかったら，本人は不快（写真㊽）から快方向（写真㊾㊿）に爪先をゆっくりとまわし返す（腰・背中全部が連動して，爪先をまわしやすくするために動くこと）。操者は踵を主軸として，爪先に若干の抵抗を与え，爪先が快側にまわし返ったら，（写真㊿）そのまま3～5秒間のためをつくった後に，両者同時に脱力。ひと息ついてからまた行なう。2～3回くり返す。

各種操体法の実際　137

写真㊾
操者は爪先に若干の抵抗を与える

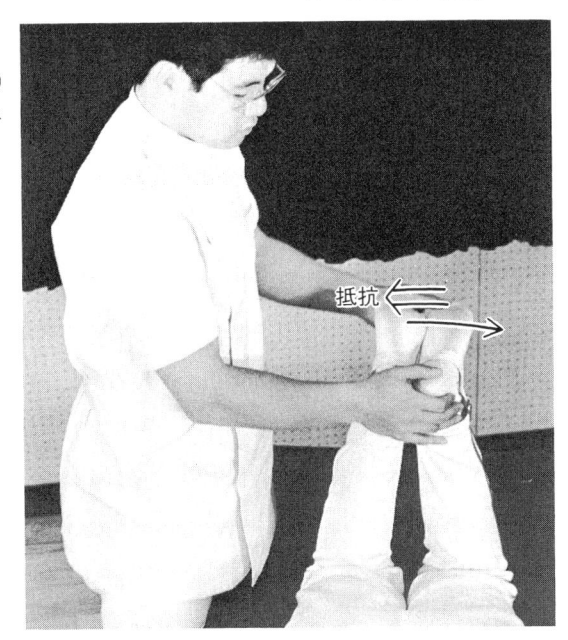

抵抗 ⇐⇒

写真㊿
まわし返したら3〜5秒後に瞬間脱力

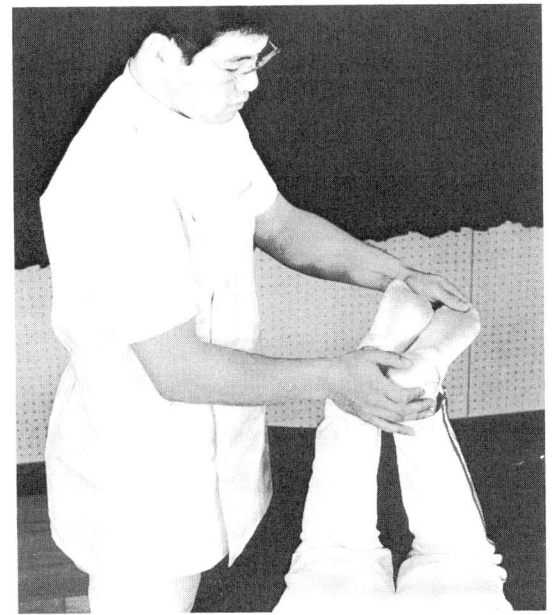

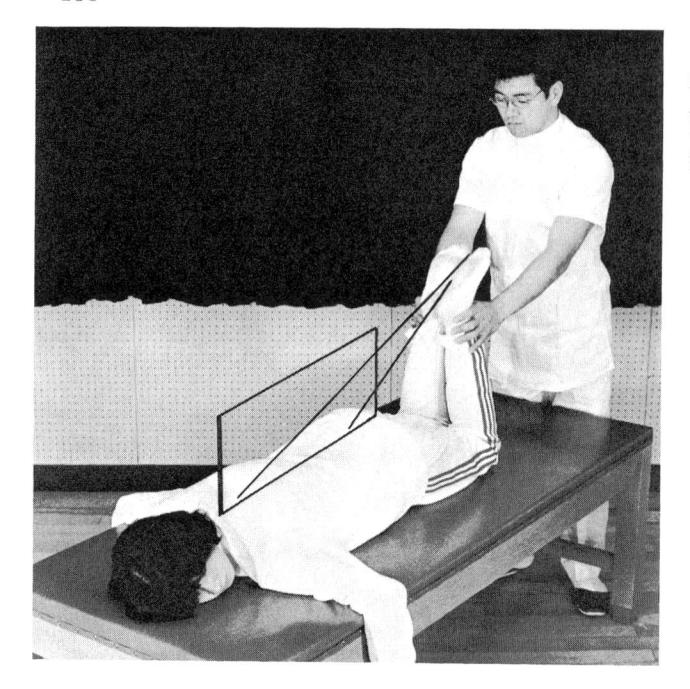

写真㉛
両足の正常な位置

　　コメント　爪先を強くまわすと,ふくらはぎなどに負荷が生ずるばあいがありますから，動診はヤンワリとすること（本人は具合いがわるいのだから，あまりきつく行なわないこと）。

　爪先をまわす動きも，1回目からスムーズにできる人は少ないようで，2～3回まわした後なら，爪先をスムーズにまわせるようになります。普段このような姿勢で爪先をまわしたことがないので，からだのほうが動き方にすぐ順応（頭でわかっていても，からだがついてこない）できないためでしょう。

　また，若い人よりも年配者のほうが，その順応性がわるい（70歳をすぎるともっとわるい）。そのことを考えると，からだの老化とはどういうことかというのがわかりますね。からだはうつ伏せになっていても動くもので，その動きのなかには，とくに健康に密着しているものがあることを操体は

知っています。

　正体または正常な骨格系というのは，伏臥B―1の姿勢（形態）で次の項目を基準に観察します。

　イ）両足裏の高さが一致する。
　ロ）両足をそろえた内側の線と背骨が，お互いに直線上にある（写真㉛参照）。
　ハ）伏臥A―2（基本型，78ページ）で両踵がスムーズに尻につく。
　ニ）臀部・腰背部の形態が左右対称性を保っている。

　足の歪みが膝・股―骨盤・背骨と影響して，最後には顔の歪みや頭の中の機能にまで及ぶわけですが，首までの諸々の形態変化は伏臥にすると一目瞭然。本人がいくら否定したところで，今までの"結果と今後の予測"が足裏から背中一面にまで地図のように現われている。とくに皆さんがおぼえていて役に立つのは，ロ―ハ―ニ。1直線上に伏せたからで，左右足裏の高さが異なるばあいには，低いほうの脚に体重がかかりすぎており，その脚・足には異常感覚が発生しやすい。

　男女とも右利きの人の約70％は左足裏が低いが，その状態が長く続くと，男は腰痛（左），膀胱・小腸・肝・腎そして膵臓の疲弊を招き，諸々の症状に進み，はっきりとした診断がくだります。女性のばあいには婦人科疾患と難産・冷え症・肌荒れ・胆のう・脾臓へと影響します。イ―ロ―ハが整っていればその人は心身ともに健全な方です。

　からだと精神は表裏の関係にあるから，ヘソ曲がり・ウヌボレ屋・見栄っぱり族はハ）が一直線上とならない。本人が上品に振舞っていても，それがみかけ上であるか否か，伏臥B―1でバッチリとわかる。しかも伏臥B―1は本人自身が観察しようとするならば，写真かVTRの再生でないかぎり，まずムリ。そして操者には丸見えの形態観察となります。

〈実技16〉 伏臥Ｃ－１ ◆背骨の左右歪み解消

適応症状 側わん症，腰・背部のだるさ・痛み解消，頭痛・頭重，高血圧症，動悸・息切れ，ギックリ腰，下痢・便秘，生理痛・不順，など

　伏臥Ｃ－１には，同じ動き方のＣ－２もあり，そのちがいは両膝をそろえる（Ｃ－１）ことと，両膝を腰幅に開いて行なう（Ｃ－２）ことです。もちろん操体効果もちがってきますが，今回はその両方の中間（両膝を腰幅以下に開く）の操体を載せておきます。

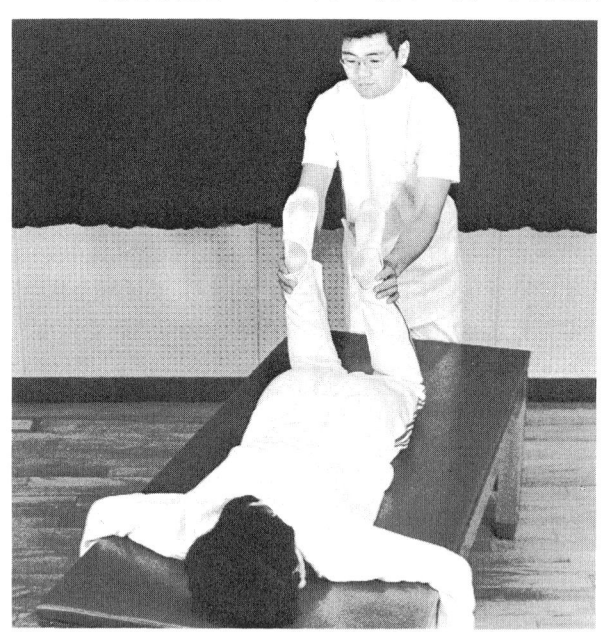

　　写真㊸㊹㊺　**動　診**

　　伏臥した本人の両膝を直角に曲げて，両膝を腰幅以下でそろえる。
　　両足を左右にゆっくりと倒して快・不快を調べる。

写真㊸
両膝を直角に折って
下腿を立てる

各種操体法の実際　141

写真㊳
左右にゆっくり倒して快, 不快を調べる

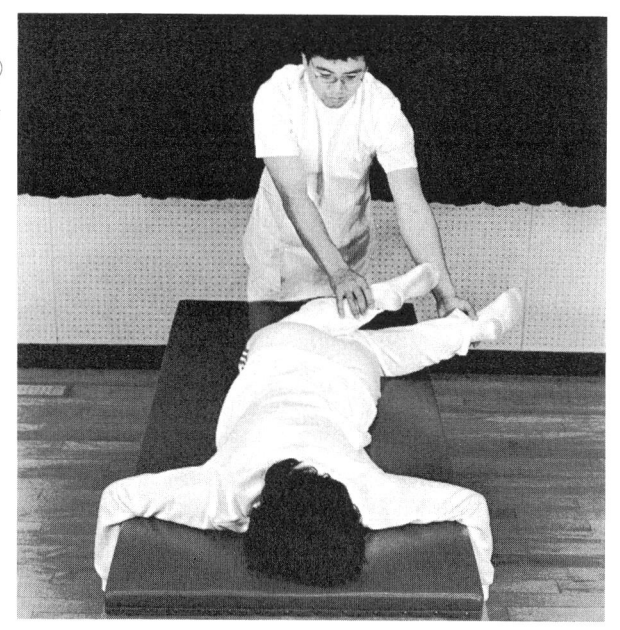

写真㊴
同上。2〜3回くり返す

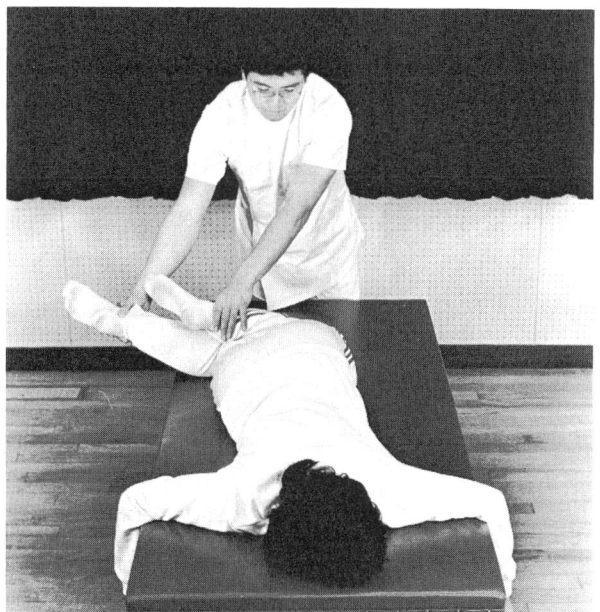

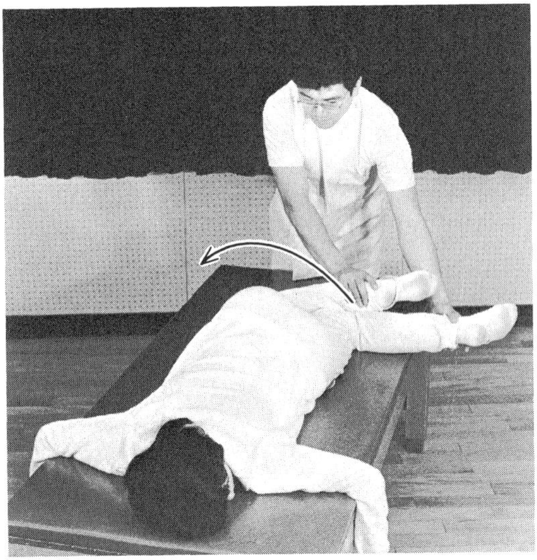

写真(55)

写真(55)(56) 操　体

不快がわかったら，本人はそこから快側にゆっくりと倒し返す。操者は，倒し返している足首を支えながら若干の抵抗(300～500ｇ)を与え，倒し返しきったまま３～５秒間のためをつくった後に，両者同時に瞬間脱力（操者は抵抗分の力だけ脱力)。

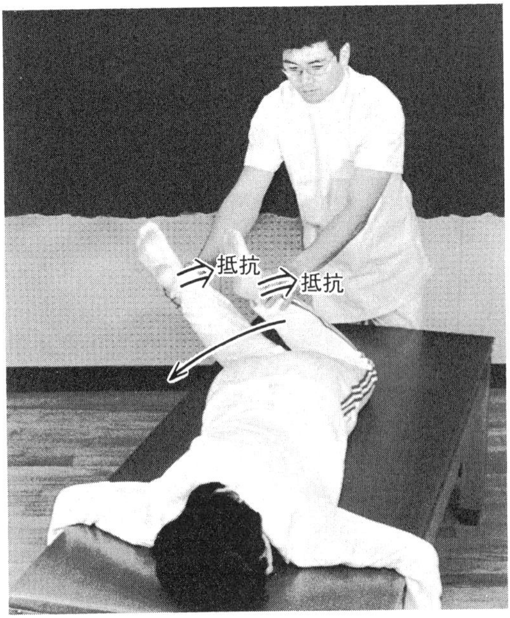

写真(56)
瞬間脱力

写真(57)

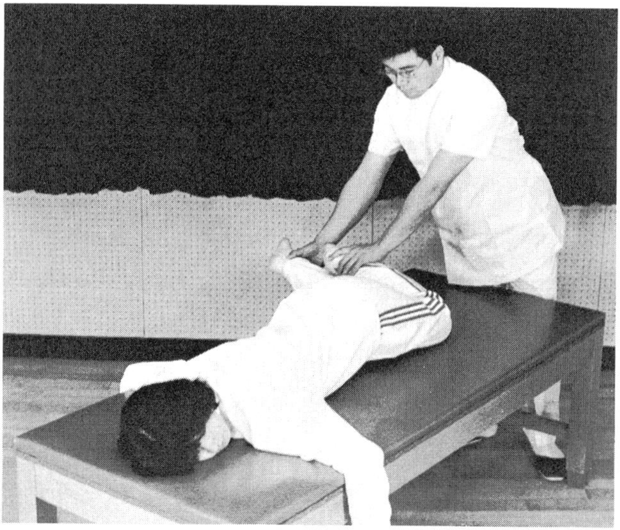

写真(58)

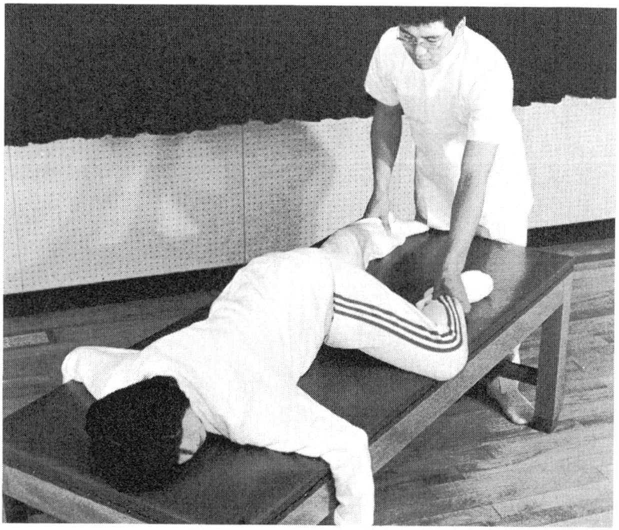

コメント　うつ伏せですから，足を倒すと腰がキューッとひねられて，倒した反対側の腰が浮きます。ですから，これもヤンワリと行なうこと。伏臥C－1の動診・操体の動き方は，先の伏臥A－2－eの動きと同質です。すなわち，足を倒して快であれば(写真(57)右に倒したほうが快)，その

姿勢で，倒した反対側の膝（左膝）を脇腹のほうに引き上げます（写真㊽）。伏臥C－1は人の助けがいりますが，伏臥A－2－eは自力でも行なえますから，A－2－eをマスターしたほうがよさそうです。仰臥・H－1（74ページ），2（106ページ）は背面と足裏を支持点に膝を左右に倒す動き方。伏臥C－1は正面の膝までを支持面に下腿を左右に倒す動き方。両方はよく似た動き方ですから，効果も同じように現われます。しかし背骨を床面から離した（上になっている）伏臥C－1のほうは，負荷が生じやすいからソロリソロリと行なうように。それよりもC－1の動診で倒しやすいほうがわかったら，倒しやすいほうの膝（右に倒しやすければ左膝，左に倒しやすければ右膝）を脇腹につけるように引き上げる伏臥A－2－eの操体（82ページ）にしたほうが行ないやすいでしょう。

　膝を引き上げるとそちら側の尻が持ち上がります。そうすると伏臥A－1（132ページ）の尻（腰）を片側だけ押し上げた姿勢（形態）と同じになりますね。要するに，尻を押し上げる―腰を丸める―動きを，うつ伏せで尻を突き出すか，膝の動きを使って腰を丸めるか，椅坐 I －1（178ページ）の前傾姿勢で行なうかのちがい。この3種類の操体は，からだにかかる重力と主動筋の種類が異なってきますから，操体効果の現われ方もちょっとちがってきます。伏臥A－2－eとC－1の動きは，背骨が左右に1～2cm前後移動しますから，側わん症治療には必ず用いております。またA－2－eの動きを行なうと，骨盤自体も大きく動かされますから，これを101ページのコメント②に照合しますと，40歳代の方には"必要な動き方である"ということがおわかりでしょう。

〈実技17〉 伏臥D—1 ◆肩と背面の歪みをとる

| 適応症状 | 背部・肩の痛みとコリ解消，咳こみ，動悸・息切れ

写真㉟ 動 診

操者は本人の頭側から肩を左右交互にチョンチョンと押して快・不快を調べる。

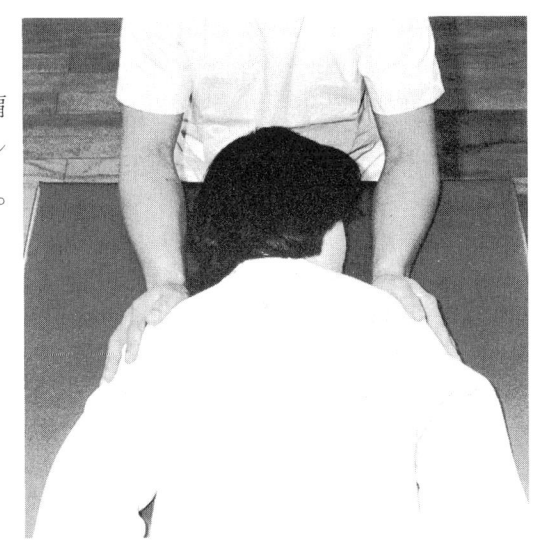

写真⑥ 操 体

肩を押されて不快感のあるばあいは，その反対の動き，すなわち本人は肩を耳につけるように上げる。操者はその動きに若干の抵抗を与え，肩が上がりきったままで3〜5秒間のためをつくった後に，両者同時に瞬間脱力。ひと息ついてからまた行なう。2〜3回くり返す。

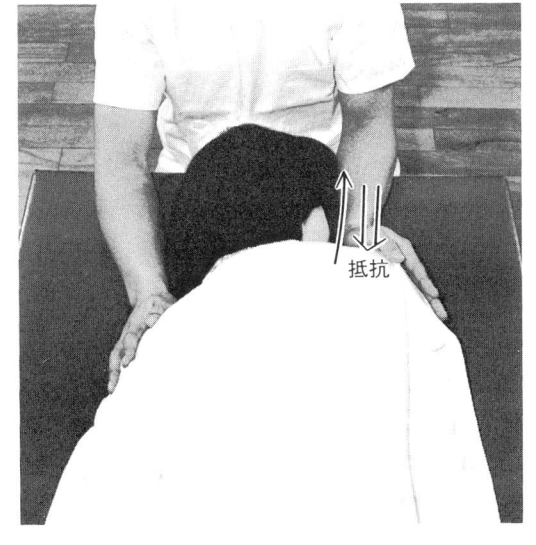

写真㉖

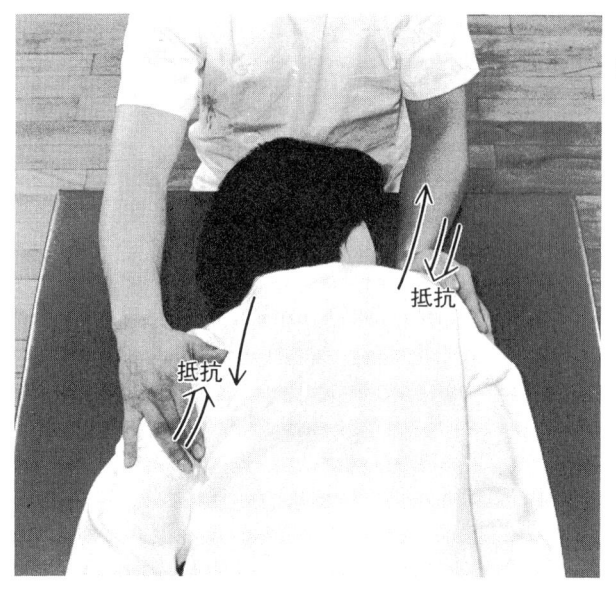

写真㉖ 操 体

　片肩だけを上げる動きは，他方の肩が下がる動きと連動する。肩を上げる動きには肩側から，他方は脇の下に手を入れて交互に正反対の抵抗を与え，適当な位置でためを3〜5秒間つくった後に，両者同時に瞬間脱力。これを2〜3回くり返す。

　コメント　仰臥K−1（118ページ参照）と同様に，肩を上げきった姿勢を見ると，からだはあげた肩の反対方向に曲がっている（立位体の側屈）。その動き方やからだの連動性にうまく乗ると，肩・背部だけでなく，腰のだるさ・痛みも解消されます。仰臥は背部が床面に固定されているところもありますが，伏臥は背部がまったく自由になっていますので，この操体で背部の痛みなどを解消するとよいでしょう。

　仰臥K−1（119ページ参照）の動き方をうつ伏せで行なうのがこの伏臥D−1です。支持面が腹部になるから，背部の動きは仰臥K−1に比べてスムーズです。しかし顔を左右どちらかに向けて床面に接しますから，首の動きが制限されて頸部の連動性が生じにくい。

〈実技18〉椅坐Ｂ―1，2，3 ◆足首を正体にする

| 適応症状 | 足首・脚・腰・背部・肩の痛み解消，ムチ打ち症，四十・五十肩，腰痛，ギックリ腰，椎間板ヘルニア，低血圧症，貧血，膝関節痛など

写真㉖㉗　椅坐Ｂ―1　| 動　診 |

　本人は手のひらを上向きにして腿の上に置く。操者は写真のように本人の足をつかみ，足裏を内側と外側にひねって快・不快を調べる。

写真㉖

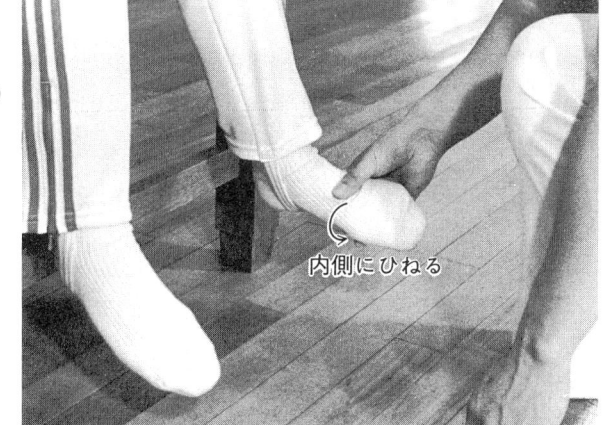

内側にひねる

写真㉗

外側にひねる

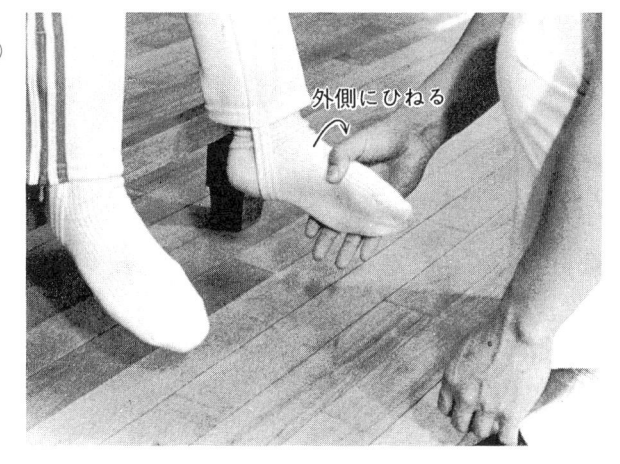

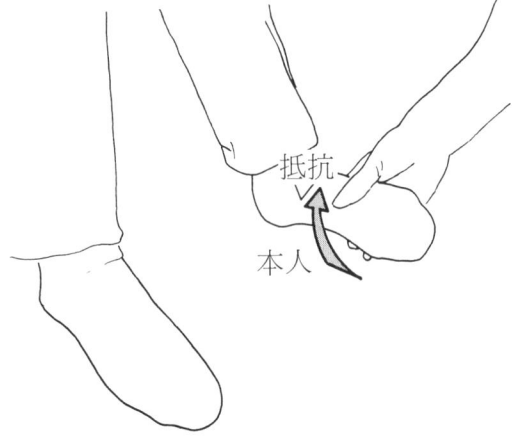

図⑮ 操　体

矢印のように不快から快方向（この図では外側にひねって不快だから内側）にゆっくりとひねり返す。操者はこれに若干の抵抗を与え，ひねり返したらそのまま3〜5秒間のた・め・をつくった後に，両者同時に瞬間脱力。

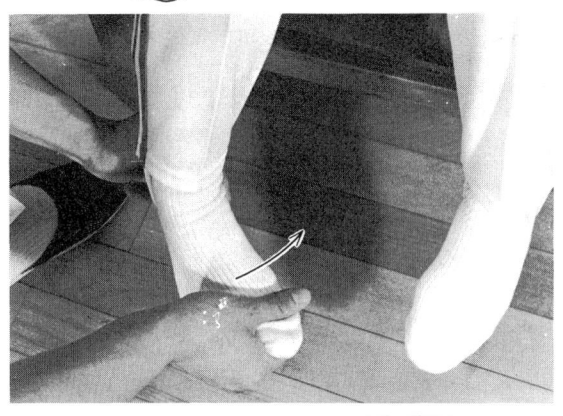

写真㉔

写真㉔㉕椅坐B－2

動　診

操者は本人の爪先と踵をつかみ，爪先を内側と外側にまわして快・不快を調べる。

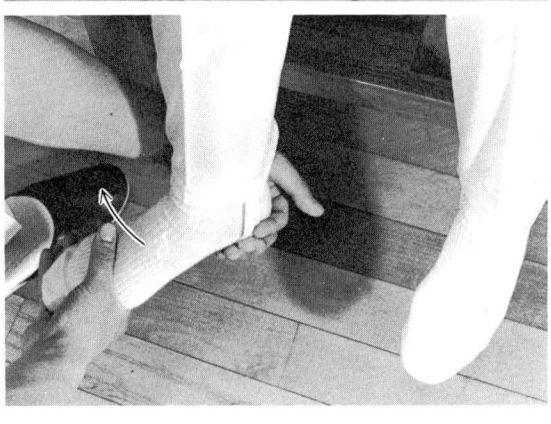

写真㉕

各種操体法の実際　149

写真㊻㊼　操　体

　快と不快がわかったら、本人は不快から快方向に、爪先を息を吐きながらゆっくりとまわす。操者はその動きに若干の抵抗を与え、本人が爪先をまわしきったら、そのまま3〜5秒間のためをつくった後に、両者同時に瞬間脱力。

写真㊻
右が不快なら左へ

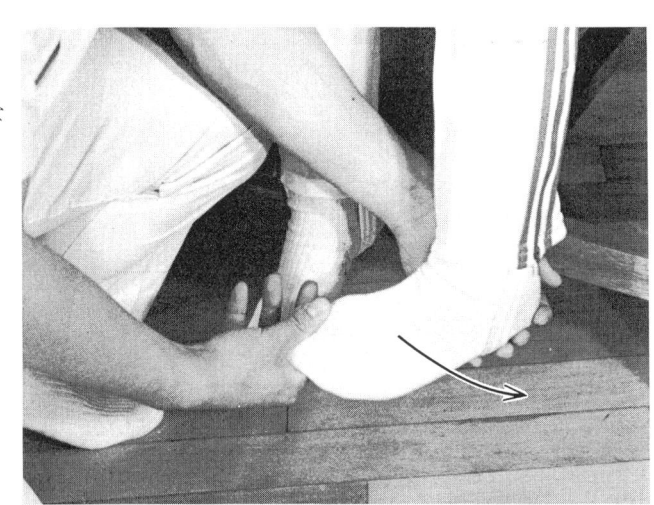

写真㊼
回しきったら瞬間脱力

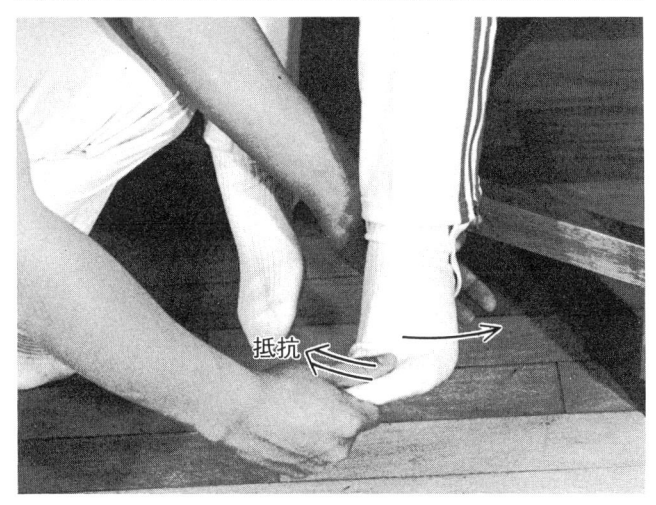

抵抗

写真⑱⑲椅坐B－3　動診

操者は本人の足首を曲げたり，伸ばしたりして，どちらのほうが快・不快かを調べる。

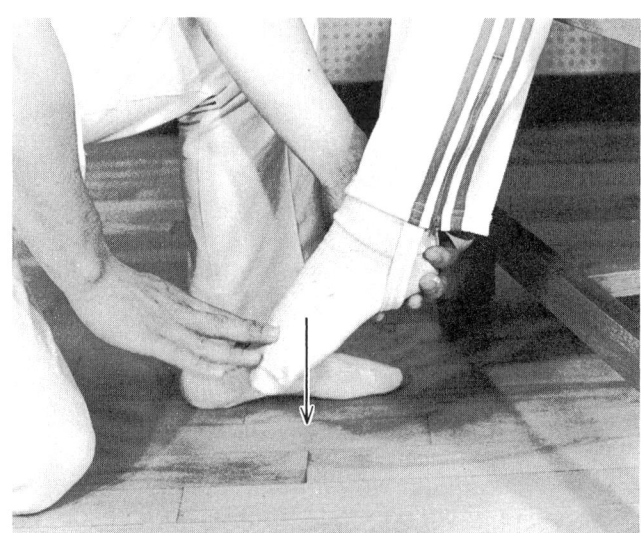

写真⑱

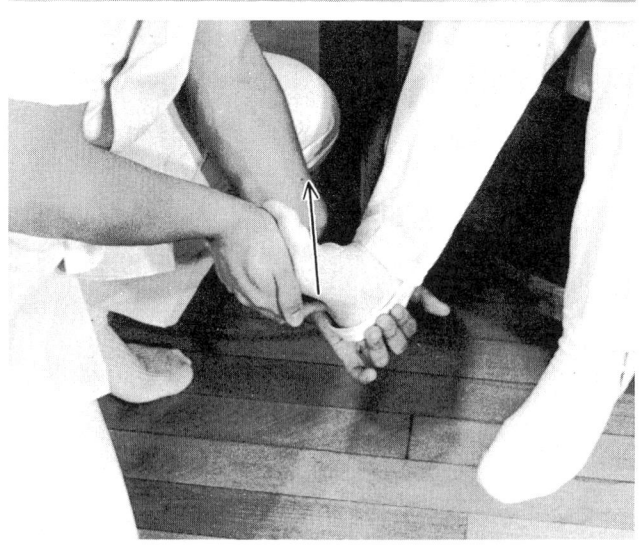

写真⑲

各種操体法の実際　151

写真⑦⑦⑦　| 操　体 |

　それがわかったら，不快から快方向に爪先を動かす。操者はその動きに若干の抵抗を与え，本人が爪先を動かしきったら，そのままた・め・を3〜5秒間つくった後に，両者同時に瞬間脱力。

写真⑦⑦
上が不快だったら下へおろす

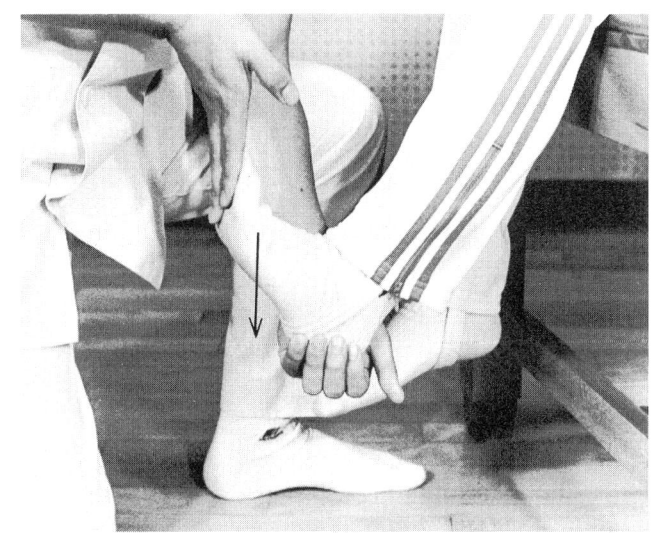

写真⑦
おろしきったら3〜5秒後に両者同時に瞬間脱力

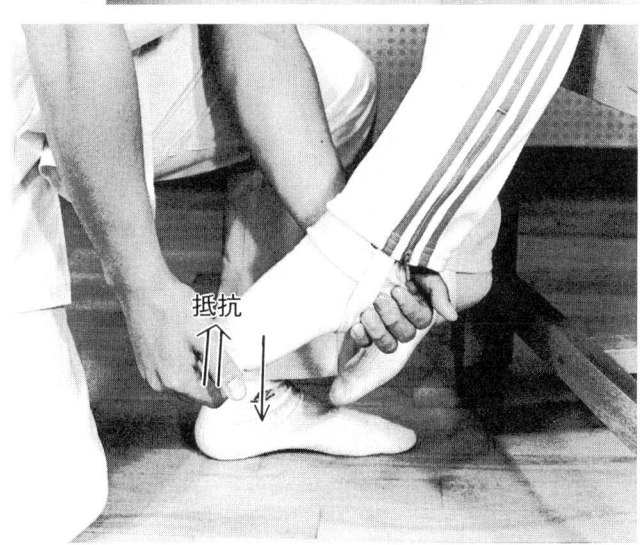

抵抗

コメント　足首の操体だけで，肩コリ・五十肩の症状が即座に減少することを私たちは多々経験しています。からだは骨と筋肉の連鎖状で全身が連結していますから，足首の動きがその連動性に上手に乗ると，腰であれ肩であれ眼の球であっても，動かざるを得ないのです。五十肩でしたら，とくに椅坐B―2を行なう必要があります。この動きをスムーズにできれば背骨周辺の不快感さえ一発で解消。そのコツは息を吐きながらゆっくりと快方向に動かすだけ。そしてひと息ついたらまた行なう。それぞれ2〜3回くり返します。

　足首の操体で肩コリ・五十肩・背部の痛みなどが解消できるということを1万人に話したら，はたして何人が信じるか！　ということを一番よく知っているのが"我々"です。まず信じる人はいない。いま肩が痛くてどうしようもない人であっても，信じるのではなくて痛みをがまんできないので，なんとかしてもらいたいから操体を受けるだけ。そして痛みがとれてしまうと，"後は野となれ山となれ"で，そんなことはケロッと忘れてしまうのが80％。1万人全員が痛くない人であれば，半信半疑が60％。"まさか"と明らかに否定的なのが残り40％。これが医者・治療師になると，30代前半までの人で信じるのは5％。50歳代を過ぎた方だと身を乗り出して聞いてくれる（けれども信じるのは約70％）。

　要はそれほどまでに，肩コリ・五十肩にはてこずっているということなのでしょう。硬直体の老齢者に椅坐B―1，2，3を行なって，肩コリの症状が解消されにくいばあいには，次のことを観察してみることです。腰がバーンと硬くなっているために，足の動きで腰に連動性が生じないからです。

　腰はからだの要（かなめ）ですから，動きはすべて腰にポイントを置くようにしないとうまくいきません。ですから，足をスムーズに動かすコツは，腰で動かすように意識することです。そして脱力も腰で行なうようにすること（腰の力を抜く）。首と眼，首と腰，腰と肝・腎の関係から，腰の動きが鈍い人は，歩く姿がヨボヨボする理由もわかるでしょう。

〈実技19〉 椅坐D—1 ◆からだ中の丸太棒を抜く

適応症状 腰・肩のだるさ・痛み解消，不眠症，テンカン，耳鳴り・難聴，眼精疲労，ムチ打ち症，ゼンソク，動悸・息切れ，ギックリ腰，下痢・便秘，など

写真⑫⑬ | **動　診**

本人は頭の後ろ（首近く）で両手を組み，操者は写真のように本人の両肘をつかむ。操者は本人の両肘を支えて，膝で突き出すような感じで本人の上体を左右にゆっくりとねじって快・不快を調べる。

写真⑫　重心を左右に移動させる　　写真⑬　同左。2〜3回くり返す

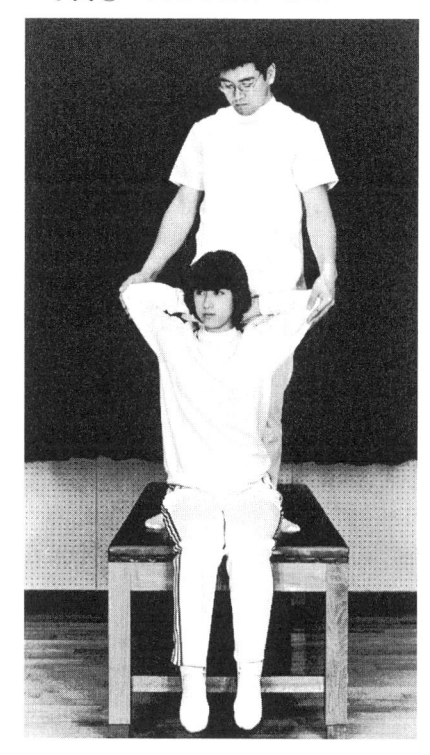

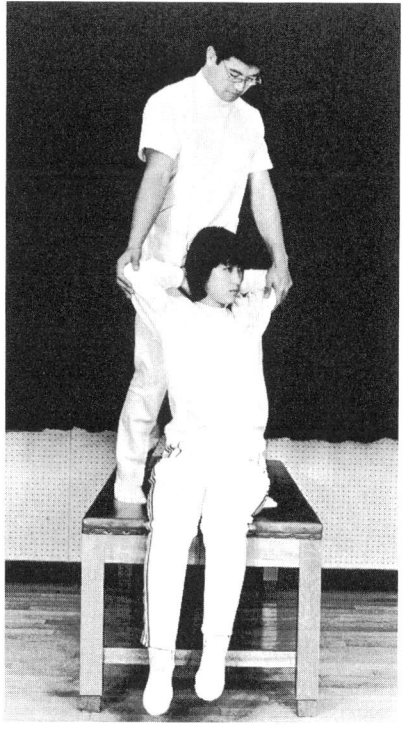

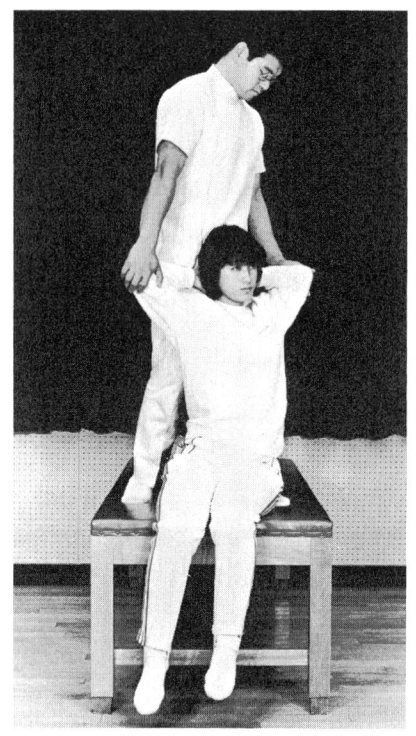

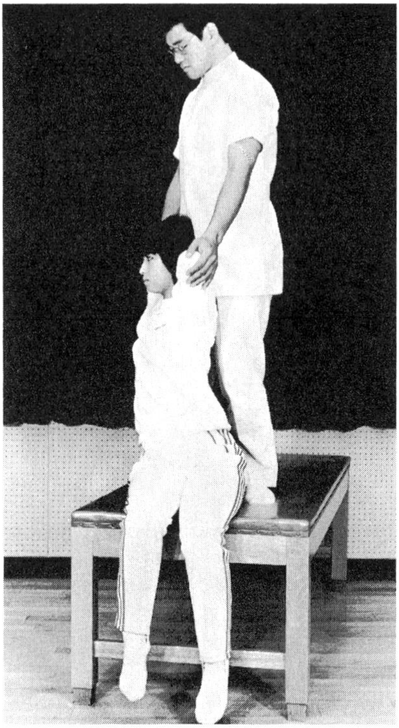

写真⑭ 右から左へ，息を吐きなが　**写真⑮** 操者は若干の抵抗を
　　　　らゆっくりと本人が動く　　　　　　　与える

写真⑭⑮⑯ 操体

　快と不快がわかったら，本人は不快（写真⑭）から快方向（写真⑯）に息を吐きながらゆっくりと上体をねじり返す。操者は本人の両肘を支えながら，その動きに若干の抵抗を与える。本人が上体をねじり返したら，そのまま３〜５秒間のためをつくった後に，両者同時に瞬間脱力。

　コメント　年配者，からだの硬い人(脚が硬い人，伏臥Ａ−２で踵が尻につかない)，腰の硬い人などは，上体をねじって動診しても，写真のよう

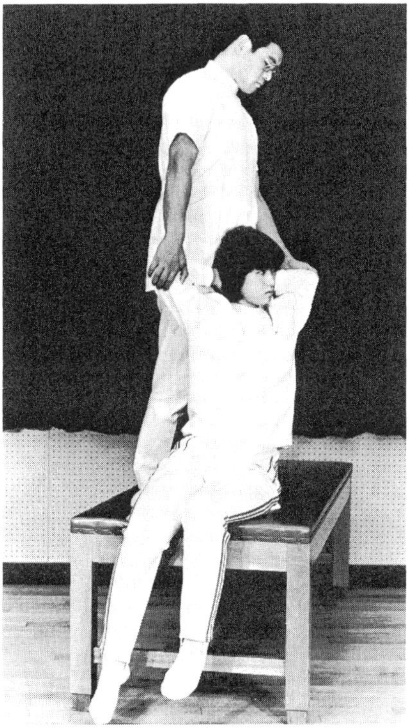

にフンワリとはいきません。からだの中に丸太棒か鉛の棒が入っているような感触を手に受けたり，肥満気味で腰の硬い人ですと，まるでドラム缶をねじっているような感触のときもあります。これではいけませんね。椅坐D―1は自分ひとりでも行なえますから，足が床から離れてブラブラするくらいの高さに腰かけて，両手中指を両肩前につけるか，首の後ろで両手を組んだ姿勢でねじってみることです。立った姿勢でこの動きを行なうと，身体運動(211ページ参照)になりますが，左右どちらかでねじりやすいほうだけを，息を吐きながら2～3回。またこの動きは正坐したままでもできますから，動きやすいほう，ねじりやすいほうに動かして，からだの中から丸太棒・鉛やドラム缶の感触を早く引き抜くことです。腰の左右運動がスムーズでない人は，からだの動きに元気がありません。腰はからだの要，肝腎要の要です。その要が硬くなっているとすれば，肝臓・腎臓もコチコチに硬くなりだしたと考えるべきです。そうすると肝・腎臓機能も低下しだしますから，その次はどうなるか。もうおわかりですね。

写真⑯　右へねじった3～5秒後に瞬間脱力

〈実技20〉椅坐Ｅ―1，2 ◆首のまわし倒し

|適応症状| 頸部・顔面症状・肩コリの解消，頭痛・頭重，言語障害，耳鳴り・難聴，めまい，眼精疲労

写真⑦⑧椅座Ｅ―1　|動　診|

本人は手のひらを上向きにして腿の上に置く。操者は写真のように両手をあてて，顔を左右にゆっくりとまわして，快と不快を調べる。

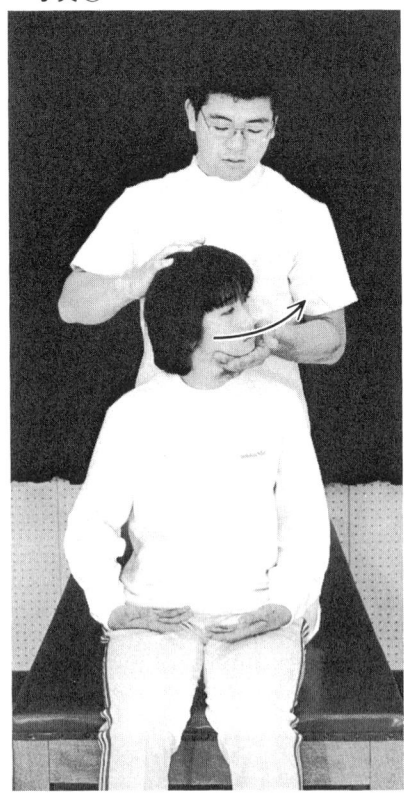

写真⑦　　　　　　　　　　　写真⑧

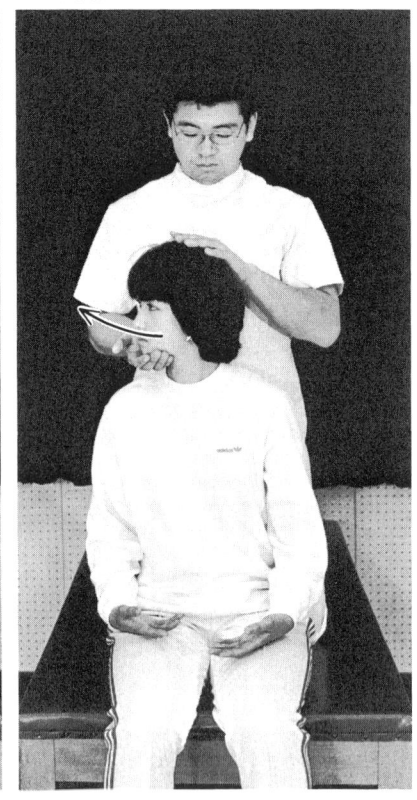

写真㉗㉘ 操 体

快と不快がわかったら，本人は不快から快方向に，息を吐きながらゆっくりと，顔を向け直す。操者はその動きを少しジャマする程度（200g）の抵抗を与える。本人が顔を向き直したら，そのまま3～5秒間のためをつくった後に，両者同時に瞬間脱力。

写真㉗　左が不快なら右へ　　　　　写真㉘　瞬間脱力

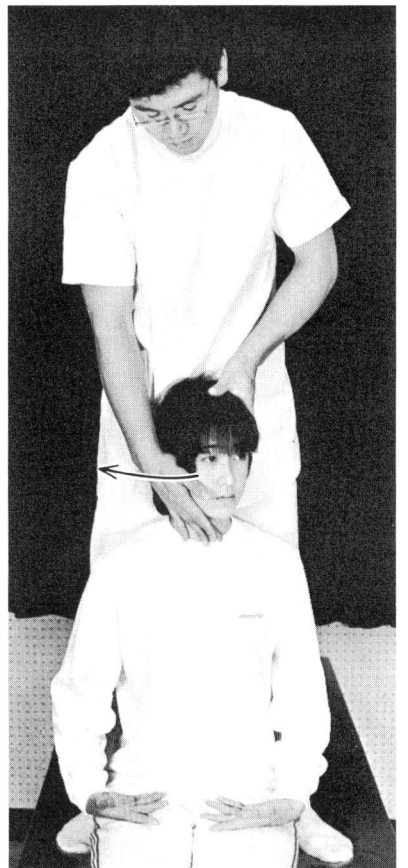

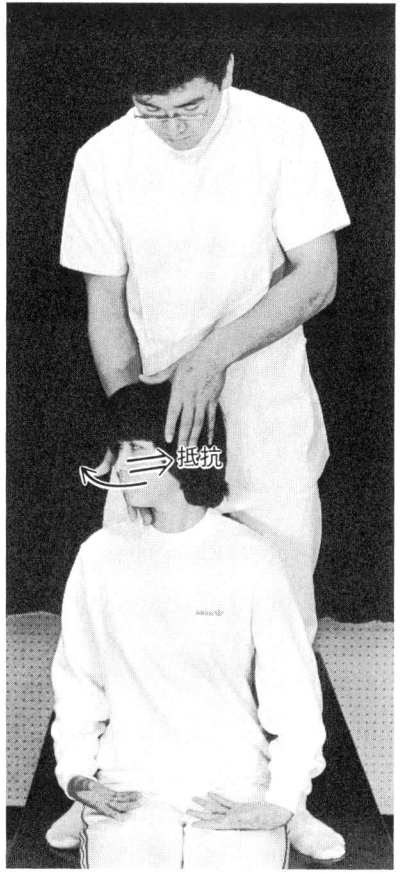

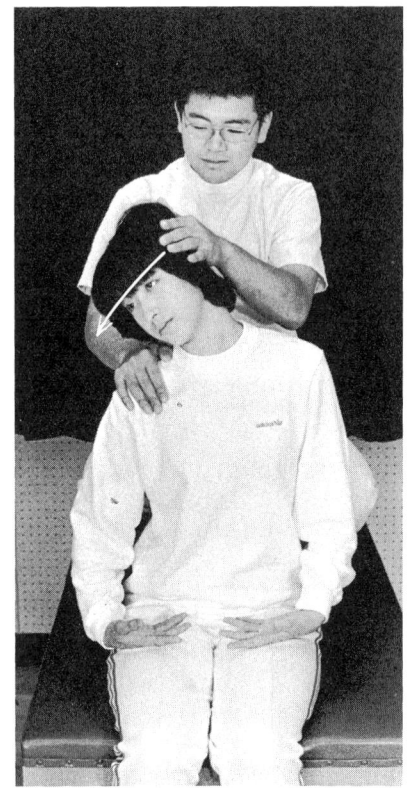

写真㉛ 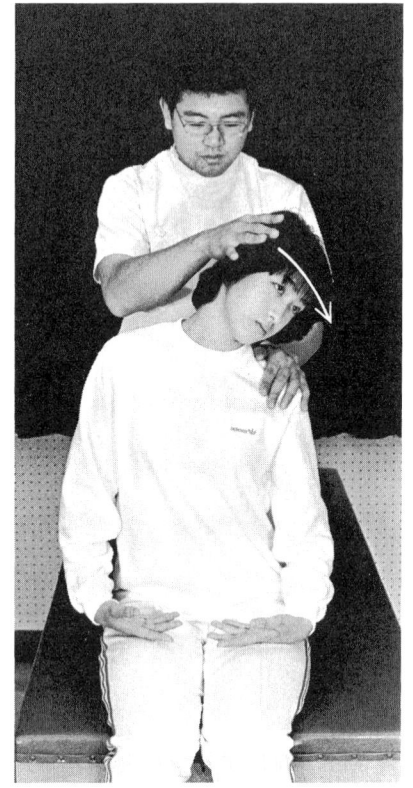　　　　　　　　　　写真㉜

写真㉛㉜椅坐Ｅ－２ 動 診

　操者は本人の頭を写真のように左右に倒して，快と不快を調べる（このときの操者の片手は本人の倒す側の肩に乗せていたほうが安定する）。

写真㉝㉞ 操 体

　快と不快がわかったら，本人は不快から快方向に，息を吐きながらゆっくりと，頭を倒し返す。操者はその動きを少しジャマする程度（300ｇ）の抵抗を与える。本人が顔を倒し返したら，そのままためを３～５秒間つくった後に，両者同時に瞬間脱力。

各種操体法の実際　*159*

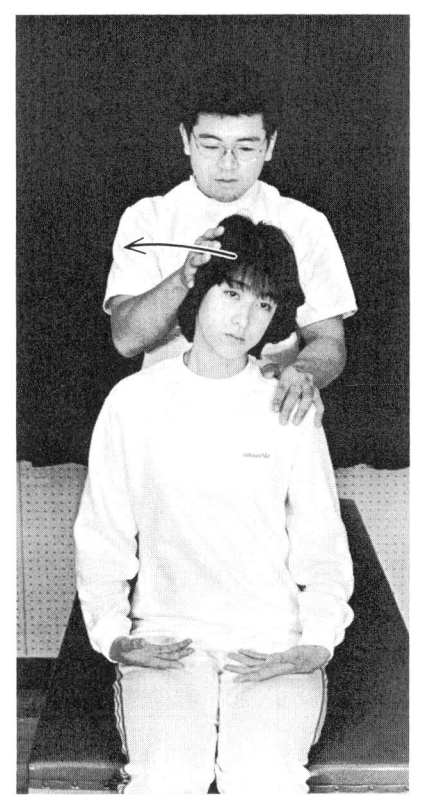

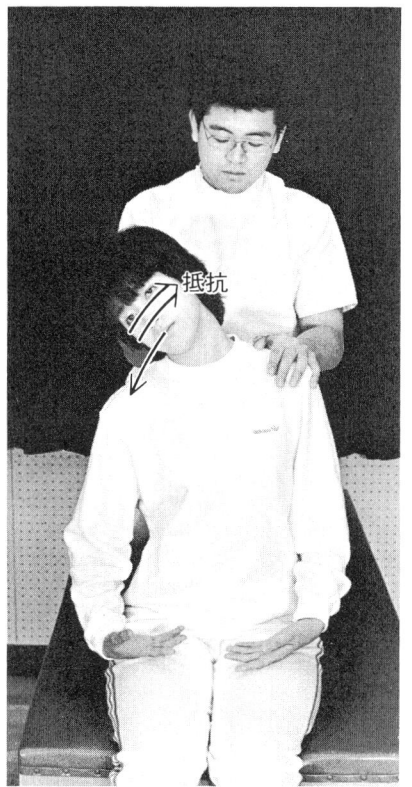

写真㊵　左が不快なら右へ　　　　　写真㊷　瞬間脱力

（矢印）抵抗

コメント　要するに首のまわしと、倒しの動きです。こんな動きで、と思われるかもしれませんが、どうしてどうして。E－1, 2の動き（動診）で左右とも同じ感覚の人は、絶対にいないはず、といっておきます（ただし、操体後は同じくらいになる）。人間は左右と前後の動きにおいて、強弱と異なった感覚を持って生きているのですが、その差が大きすぎたり、異なりすぎると疾病に進行するのです。だから少ないほうがよい、ということになります。そのためには、快の方向に息を吐きながらゆっくりと動かせばOKです。そしてひと息ついたらまた行なう。2〜3回くり返す。

##〈実技21〉 椅坐 E — 3 ◆首の前後屈

適応症状 頭痛，頭重，二日酔，不眠症，顔面マヒ，眼精疲労

写真⑧⑥ 動 診

本人は手のひらを上向きにして腿の上に置く。操者は本人の頭と顎（または額）に手をあてて，写真のように頭を前後に倒して快と不快を調べる（このときの操者の片手は，本人の肩か，背部に触れていたほうが安定する）。

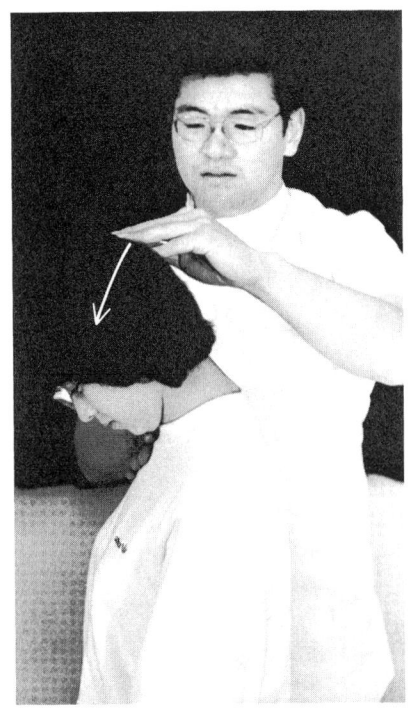

写真⑧ 写真⑥

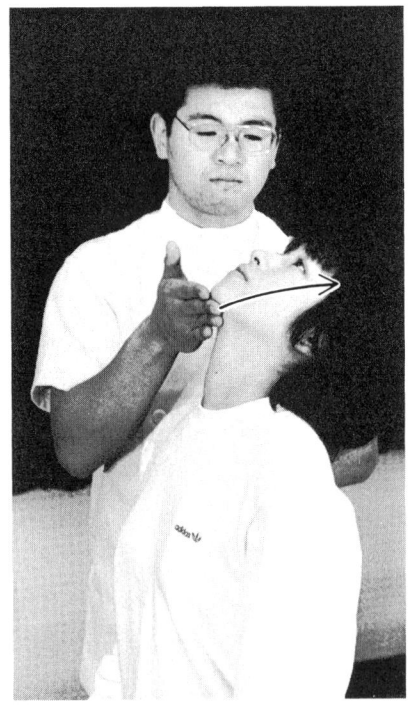

写真㊼㊽ 操 体

　快と不快がわかったら，本人は不快から快方向に頭を倒し返す。本人が後ろに倒すときには，操者の手は肩と頭の後ろに，前に倒すときは必ず顎と肩（または本人の背後から両手を顎にあてる）に手を添えて，その動きに若干の抵抗を与える。倒しきったら3〜5秒間のためをつくった後に，両者同時に瞬間脱力。

写真㊼　後ろが不快なら前へ

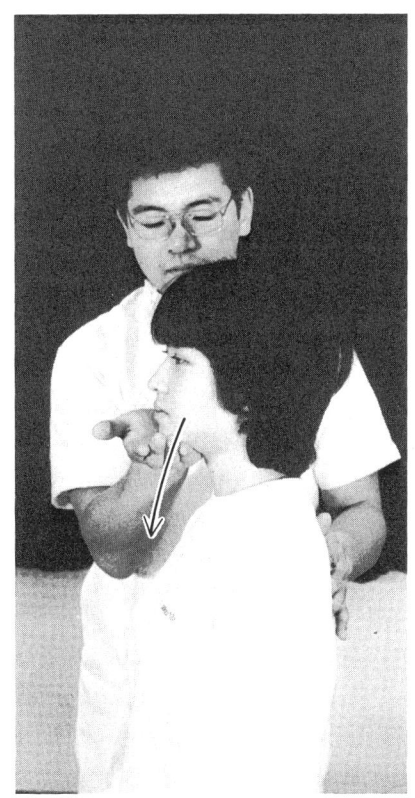

写真㊽　倒しきったら3〜5秒後に瞬間脱力

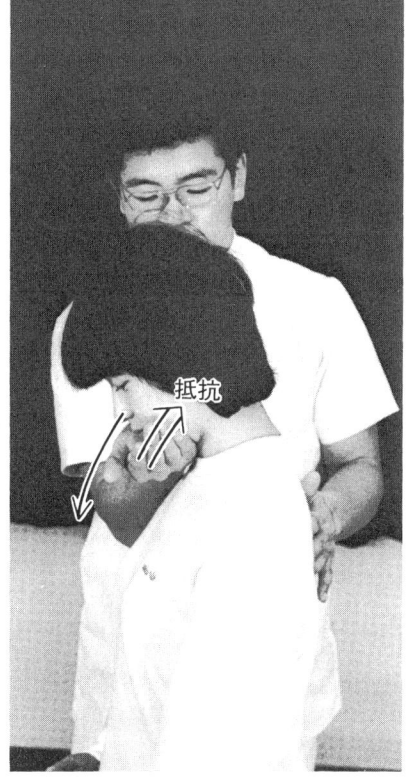

コメント　首の前後への動きは，ゆっくりとムリをせずに行なうことです。カイロプラクティック治療でケガをする（させられる）のは首が多い由。他力はこわいですねェ（もちろん私たち，操体法メンバーのカイロには，そんな人はいませんから，ご安心を）。だから自力運動が安全なわけです。まさか，痛いのをがまんしながら，それ以上動かす人もないでしょうから（体育系とリハビリ訓練の一部はまったくダメ）。この操体は頭痛・頭重によく効きます。ですから二日酔・風邪のそれにも効果的です。

《椅坐E－1, 2, 3について》

　腰の曲がった方でも首の動きがスムーズだと，歩行体がリズミカルなことは前に書きました。杖を必要とするくらいの腰曲がりになっても，首の動きに柔軟性がありますと，大股でスタスタと歩く方が多いようです。さらに首の動きと眼機能も関連していますから，横・後ろで何事かが起きたばあいに，首が柔軟ですと素早く確認できますが，硬い人はどうしても2～3テンポ遅れます。また老齢になると，眼球が混濁してきますが，それは各臓腑との関連性を示します。

　首の動き方の不自由性も，あるばあいには臓腑疾患を示すこともあります。老齢者の話し口調が"だんだんそれらしく"なってくるのも，首の柔軟性と大いに関連しています。首がガチッと硬くなっていたのでは，言葉だってスムーズに出るわけがありません。しかも首の運動機能は，腰と足首の機能と関連していますから，首だけを対症療法的に動かしても，あまり効果はありません。やはり足（脚）から行なうべきです。そしてこの説明をどのように受け取ったかについてだけでも，"首の柔軟性と頭脳の柔軟性"の関連から，首が硬いか柔らかいかの判断材料となります。この操体も自分ひとりでできます。手のひらを上に向けて腿の上に置き，動きやすいほうだけを，息を吐きながら3～4回行ないます。正坐で行なうときも手のひらは上向き。手のひら上向きの理由は，そうすると肩・首の余分な力が抜けてリラックス状態になるからです。また手のひら上向き5分間は美人をつくる秘訣でもあります。

各種操体法の実際　163

〈実技22〉椅坐F―1 ◆仕事の合間に肩上げ操体

|適応症状| 背部のだるさ・痛み，肩コリ，重圧感，不眠症，耳鳴り・難聴，寝ちがい，四十肩・五十肩，肘関節痛，動悸・息切れ

写真⑧⑨⑩　|動　診|

操者は本人の肩を左右交互に上から2～3回押して，快と不快を調べる。

写真⑩　　　　　　　　　写真⑧⑨

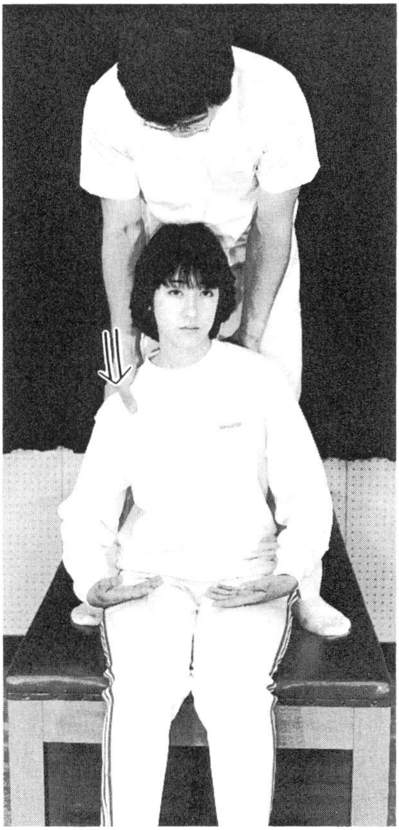

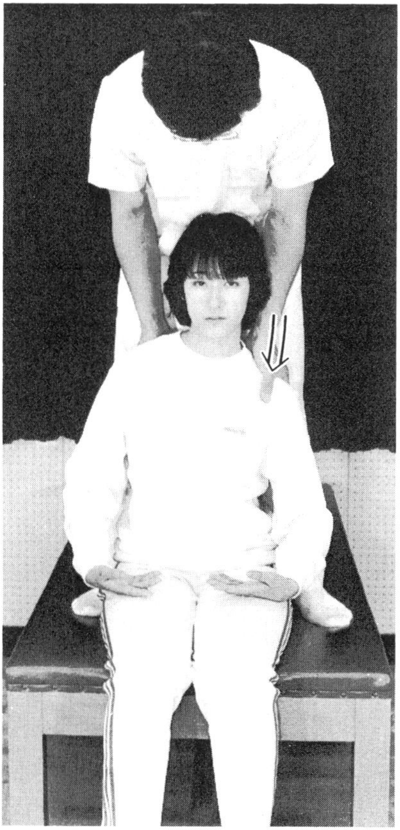

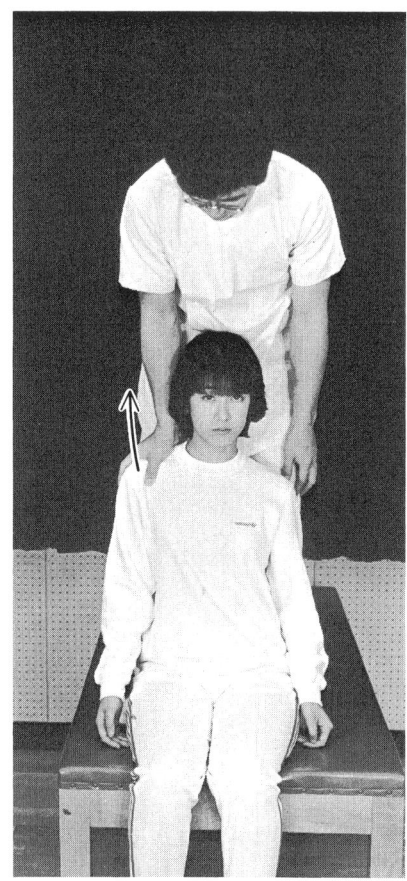

写真㉑　押されて不快だったら
　　　　右肩を上げる

写真㉒　上げきったら瞬間脱力

抵抗

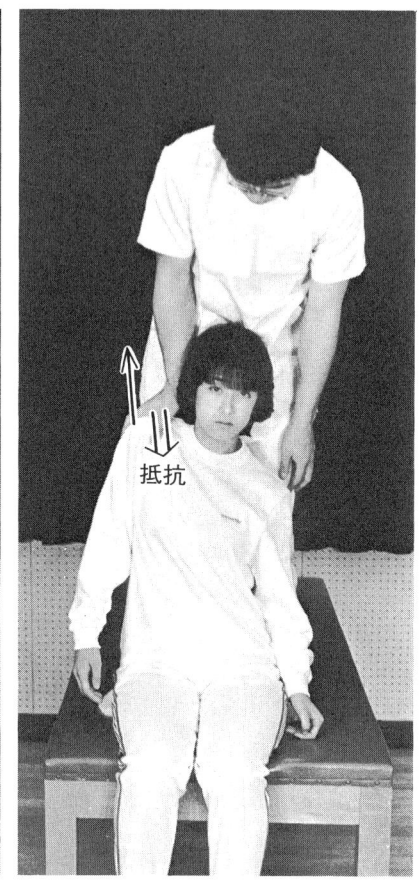

写真㉑㉒　| 操　体

　快と不快がわかったら，不快の反対の動き，すなわち肩を上げる動きをする。操者は本人の肩に手をあてて，その動きに若干の抵抗（300〜500ｇ）を与える。本人の肩が上がりきったら，そのまま3〜5秒間のためをつくった後に，両者同時に瞬間脱力。

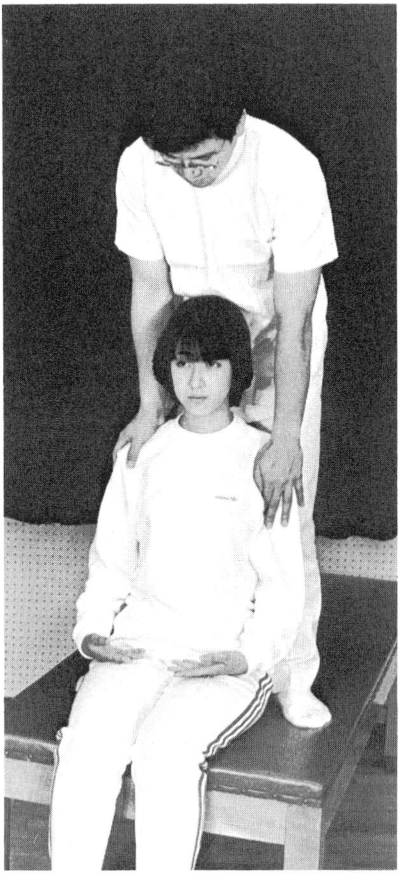

写真(93)　操者の手の添え方

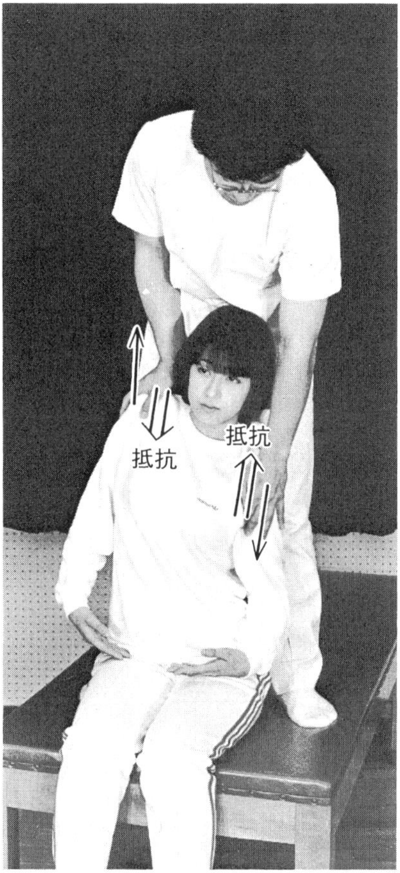

写真(94)　操者は抵抗を与える

写真(93)(94) **操　体**

本人の右肩の上げは，左肩の下げに連動しているから，両運動を同時に行なったほうが，本人も肩を上げやすく，操体効果も高い。操者は右肩には上から，左は脇の下に手を添え，その動きに正反対の抵抗を与える。本人が動ききったら３～５秒間のためをつくった後に，両者同時に瞬間脱力。

コメント　椅坐A, B, D, E, F姿勢では,本人は手のひらを上向きにして腿の上に置きました。その理由は,本人の肩から緊張を除き,動きに際しても無駄な力感を出さないようにするためです。正坐・椅坐でも脱力した安静体には少しの間,手のひらを上向きにすることが必要です。午前・午後それぞれ2～3分くらいの手のひら上向き姿勢を保つと,今までとはちがった肩・背部の感覚となります。肩を交互に押されて,両肩とも不快であれば,本人は両肩を上げる動きをし,操者はそれに若干の抵抗を与えるだけです。緊張したピッチャーが投球前に,両肩をいそいそ上げている光景はテレビでよく見かけますが,その動き効果と同じことです。ただし,あんなに早く動かしては効果は少ないです。やはり息を吐きながらゆっくりと徐々に肩を上げ,脱力することが一番。ひと息ついたらまた行なう。2～3回くり返す。

　手のひらを上向きと下向きに腿に置いて椅坐F－1を行なったばあい,どちらのほうが連動的であり,操体効果はどちらのほうが出やすいかなどについて,一度試してみてはいかがですか。この操体も自分ひとりでできますから,正坐であってもデスクワークのときでも,ちょっと思い出して肩を上げて5～7秒後に脱力することです。肩コリの感覚がないときにもこの肩上げを行なっていると,頭の疲れや眼の疲れが少ない。

　操者はこの操体で次のことを観察して操体効果の目安にします。肩コリや肩に異常感覚のある人が1回目の肩上げで,どこまで肩が上がったかをおぼえておき,それが2～3回目でどう変化していくかをみるのです。異常感覚が減少する（歪みが戻る）と運動範囲は拡大しますから,肩の上がる高さが1回目は顎位だったのが,2～3回目には耳たぶの高さに変化します。ガッチリした体格の人にこの操体を行なうばあいには,1回目の抵抗を強くして（20kgくらい）肩をガッチリと押さえこみ本人は肩を少し上げる動きだけを行なう。そのままで5～7秒後に両者瞬間脱力して,2回目からは抵抗を300ｇくらいにして,ファーッとした感じで肩を上げさせるのも一方法です。

〈実技23〉椅坐G—1 ◆腕の内外転

適応症状　肩・頸椎のコリ・痛み解消，四十肩・五十肩

写真⑨⑤

写真⑨⑤⑨⑥　動　診

操者は本人の右か左の腕を手・肘をつかんで，内側（内転，写真⑨⑤）と外側（外転，写真⑨⑥）にひねり，快と不快を調べる。

内転と外転のときはそれぞれ腕の位置に注意（129ページ仰臥N—1の項参照）。

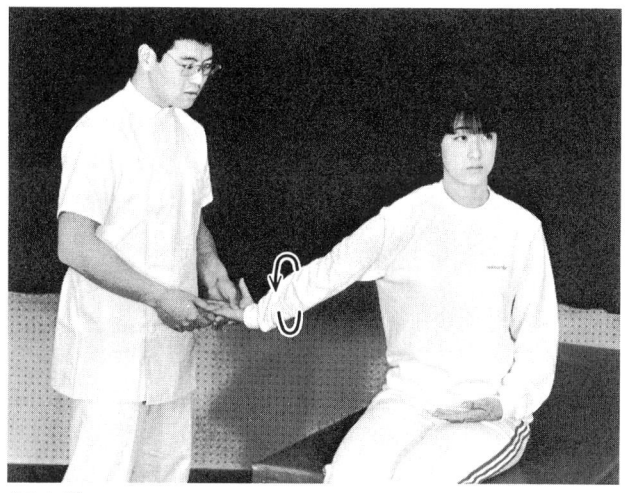

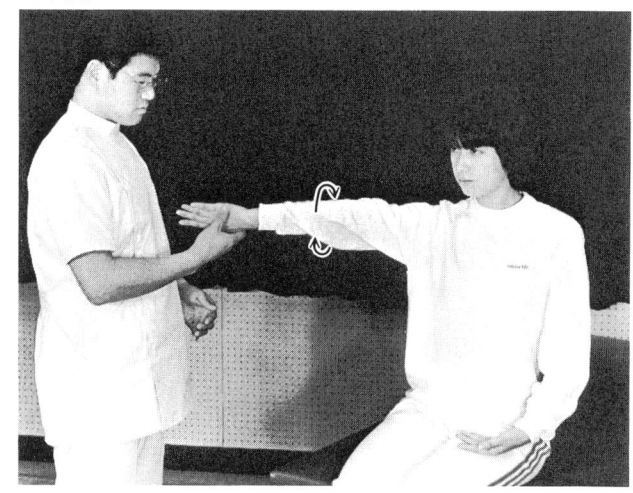

写真⑨⑥

写真⑨⑦⑨⑧ 操　体

　快と不快がわかったら，本人は不快から快方向に息を吐きながらゆっくりと腕をひねり返す。操者はその動きに，若干の抵抗，または手首を支えるだけにする。本人が快方向にひねり返したら，そのまま3〜5秒間のためをつくった後に，両者同時に，または本人だけ瞬間脱力。

　両腕のばあい，右腕の内転は左腕の外転に連動していることを利用して，左右腕を同時に動診と操体を行なう。本人は両手をあわせ，操者は手指をつかむ。操者は，本人の両手をつかんだまま，本人自身に腕をひねらせる。

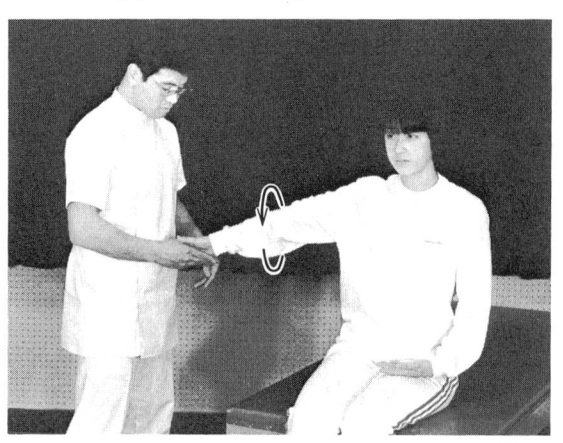

写真⑨⑦
外側にひねって不快だったら内側にひねり返す

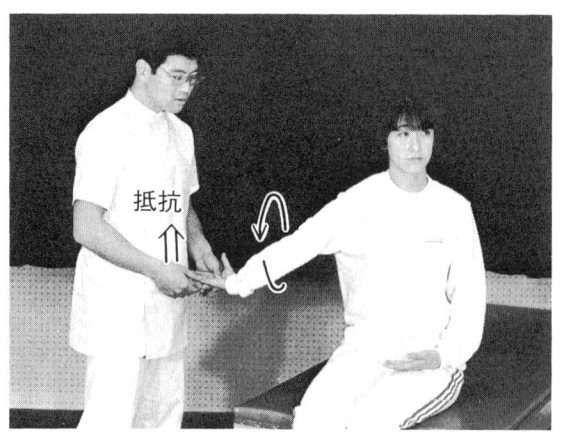

写真⑨⑧
軽い抵抗を与えながらひねりきったら脱力

各種操体法の実際　*169*

写真㊾⑩　操　体

　左右にひねって快と不快がわかったら，操者は本人の手指と手首をつかみ，本人自身が快方向にひねる（ひねり方は不快からか，または中央からでもよい）。息を吐きながらゆっくりとひねり，ため・脱力は他と同じ要領で同時にひねらせる。

写真㊾
指と手を軽くもち

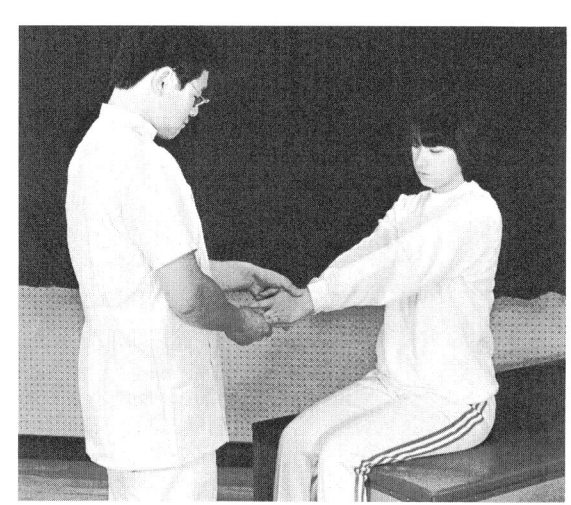

写真⑩
快方向（右）へまわす

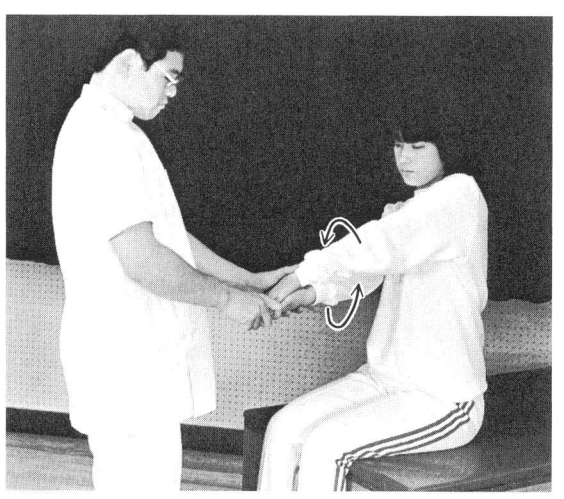

コメント　右手利きの人（腕の項129ページ参照）のうち約75％が，右腕は内転しやすく，左腕は外転しやすい(疾病の進行したばあいには，内々，外々，外内と変化するばあいがある)。手を本人の前方で合掌させてから，両腕を左側にひねる動きが，その両腕を別々にひねった動きの連動性と同質です。

　また写真⑱のように右腕を内転させたときは，顔とからだは左に向いて肩が下がり，外転は肩が上がって顔は手のひらのほうを向くようになる。疾患者のうち，とくに年配者は，腕はひねれるけれども，その連動性が現われにくいばあいが多く，そういう人にかぎって治りがおそい。腕だけをひねろうとしないで，からだを使って腕をひねるようにするのがコツ。ひねりやすくする方法は，息を吐きながらゆっくりと動かすこと。ひと息ついた後にまた行なう。2～3回くり返す。

　両腕を同時にひねると，本人のからだは写真⑩のように変化します。さらにこの動きを促進すると，本人のからだはひねった側にかたむいてきます。そのとき，重心をからだの左右いずれかにおきますが，そのおき方によって操体効果に差が生じます。また写真⑩と118ページ仰臥Ｋ－1，145ページ伏臥Ｄ－1，163ページ椅坐Ｆ－1の肩をそれぞれ比較すると，同じ形態になっています。それぞれの姿勢にはそれぞれの重力が影響しますから異なった効果が生まれてきます。そうすることによってある部分を動かして（たとえば仰臥で足首），他の部分（腰や背中）の不調が解消され，同じ動きを椅坐で行なうと，今度は首の不調も解消され，そして2～3種類の動き方で全身が快調になるのです。これが操体法の特徴のひとつで，その理由は連動性によるものです。

〈実技24〉 椅坐 G—2 ◆肘の上げ下げ

適応症状　肩・背部の痛み解消，頸肩腕症候群，肩コリ，四十肩・五十肩，肘関節痛

写真⑩　動　診

本人の肘を折り曲げておいてから，操者は本人の肘に手をあてて，肘を肩から上，または脇腹のほうに下げて，肩の快・不快を調べる。たいていは上げるほうが不快に感じられる。

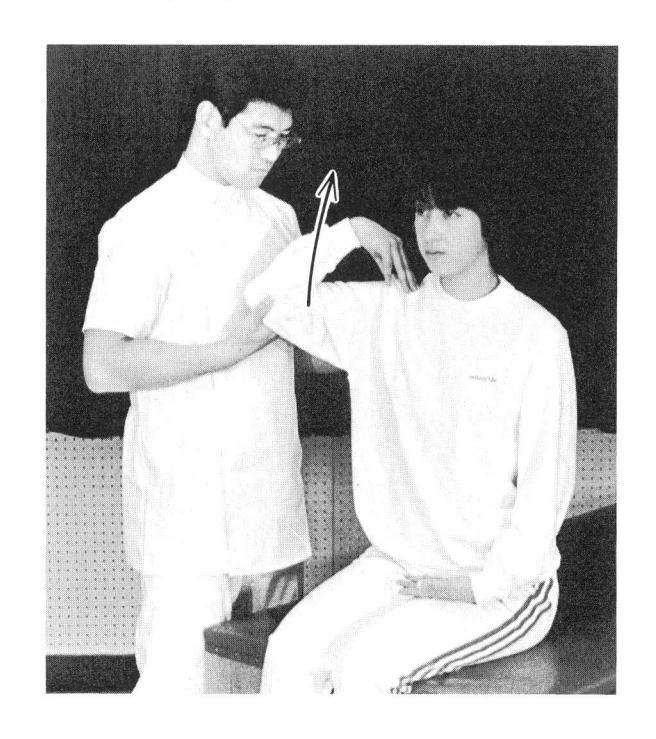

写真⑩⑫⑬ | 操　体

　本人は不快から快方向に息を吐きながらゆっくりと肘をおろし、操者はその動きに若干の抵抗を与える。肘をおろしたところで、ためを３〜５秒間つくった後に、両者同時に瞬間脱力。ひと息ついてからまた行なう。２〜３回くり返す。

　コメント　肘を折り曲げての肩運動は、若干負荷が生じるばあいがありますから、動診もゆっくりと行なうこと。とくに五十肩などは肘が上がりにくいですから気をつけて行なうように。肘が上がりにくいときは、当初はその上がったところからおろし、それに抵抗を与えて２〜３回くり返すと、だんだん上がるようになります。肩の痛くなった理由も徐々に積み重なった原因の結果ですから(打撲のばあいはその一部を除く)、あせらずにゆっくりと動かしていれば、徐々に肩の痛みも解消されます。肘の上げおろしも、正面・斜前・側面といろいろありますが、斜前から正面で行なえば充分です。肩の痛みの99％は、腕を上げる、後ろにまわすなどで、下におろすときに痛いという人は極端に少ない。

　この動き方も他方の手を肘にあてて、抵抗をつくりながら自分ひとりでできます（38ページ参照）。肩を動かしたら"痛い"という原因は、肩関節そのものにあるばあい、肩甲部にあるばあい、腰にあるばあいなどいろいろあります。痛いその部分だけをとらえる対症療法的な考え方では、肩の痛みを解消してもまたすぐに再発したり、他の部分が不調になったりします（からだには連動性があるため、苦痛・硬結なども連動して他の部位を不調にする）。

各種操体法の実際　173

写真⑩2
肘をゆっくりおろす

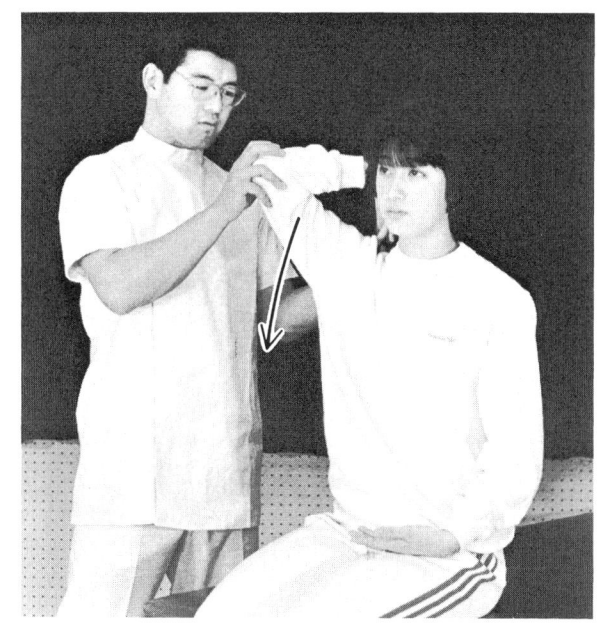

写真⑩3
操者は若干の抵抗を与え，おろしきった3〜5秒後に両者同時に瞬間脱力

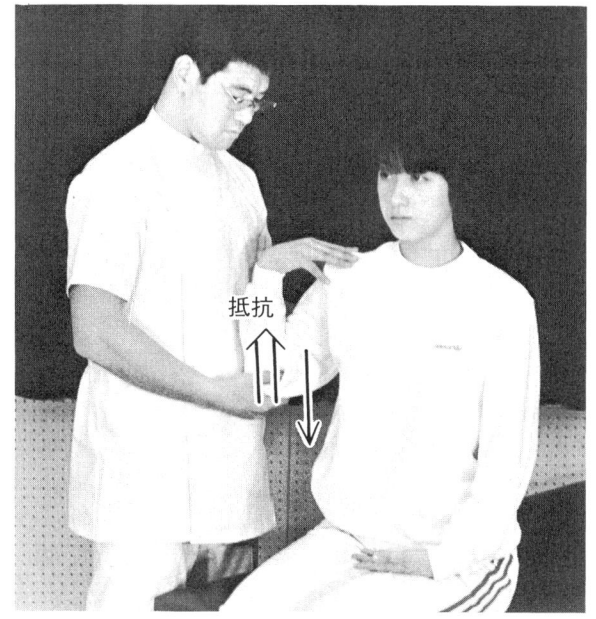

抵抗

〈実技25〉椅坐Ｈ―１ ◆肘の曲げ伸ばし

適応症状 肘の痛み解消，頸肩腕症候群，肩コリ，四十肩・五十肩，ゼンソク，咳こみ，胃弱・胃下垂

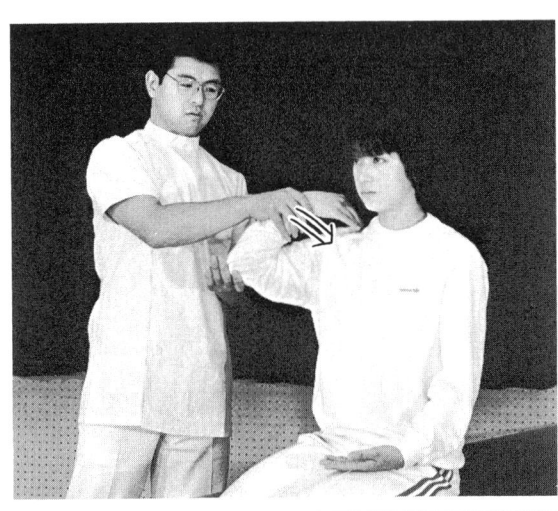

写真⑭

写真⑭⑮ 動 診
操者は本人の肘を支えてから，手首をつかんで肘を曲げたり，伸ばしたりして，肘の快と不快を調べる（操者は軽く行なう）。

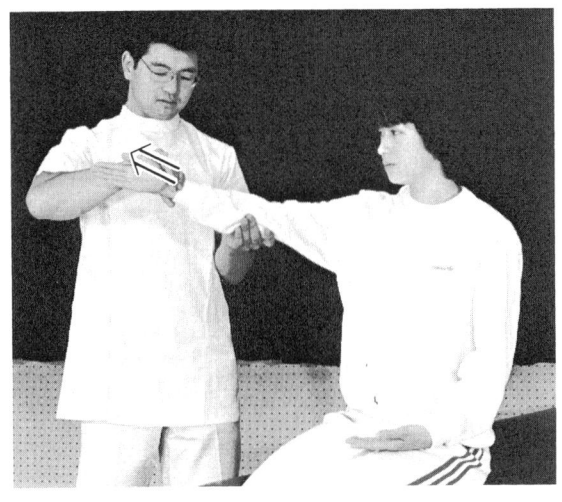

写真⑮

各種操体法の実際　175

肘を曲げて不快なばあい：写真⑯⑰　操　体

　本人は不快感の出た直前のところまで肘を曲げてから伸ばす。肘だけを伸ばすのではなく，指先もピンと伸びきるようにして，腕全体を伸ばす。操者はその動きに若干の抵抗を与える。本人の肘が伸びきったら，３〜５秒間のた・め・をつくった後に，両者同時に瞬間脱力（肘は支えておく）。２〜３回くり返す。

写真⑯
腕全体を伸ばす。指先もピンと伸ばす

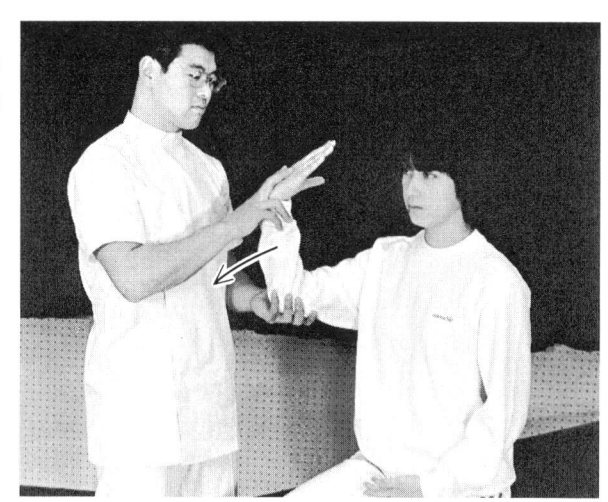

写真⑰
伸ばしきったら３〜５秒後に両者同時に瞬間脱力

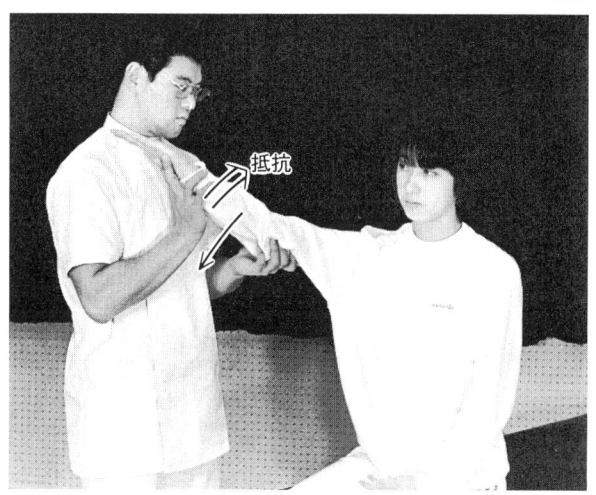

肘を伸ばして不快なばあい：写真⑩⑩ 　操　体

本人は不快感の出た直前のところまで肘を伸ばしてから曲げる。肘だけを曲げるのではなく，腕を抱き込むように（指先を肩につけるように）曲げる。操者はその動きに若干の抵抗を与える。本人の指先が肩近くになったら，3～5秒間のた・め・をつくり，その後に両者同時に瞬間脱力（肘は支えておく）。2～3回くり返す。

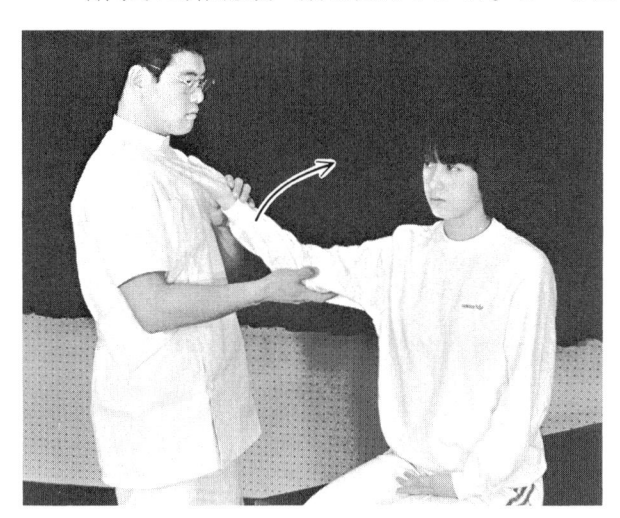

写真⑩
指先を肩につけるように曲げていく

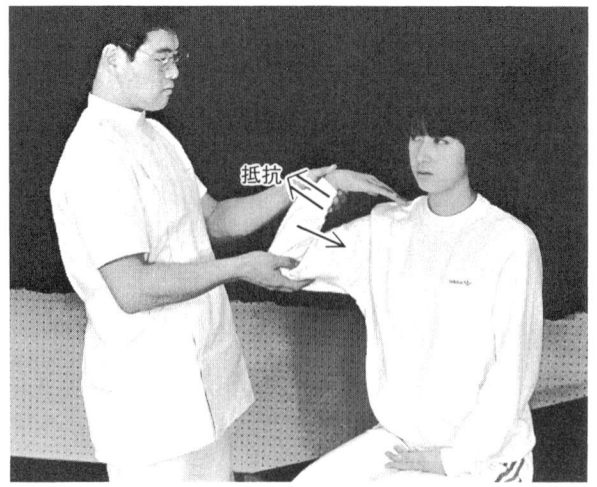

写真⑩
曲げきったら3～5秒後に瞬間脱力

> [コメント] 肘の痛み方は意外とデリケートなので，動診時の肘屈伸はゆっくりヤンワリと行なうこと。肘は膝と似たような機能を持っています。

痛みに対して肘を曲げるか，伸ばすだけのいとも簡単な操体。肘を曲げる動きのばあいは，肘がからだに近づくように行なうことです。伸ばすときはその反対にからだから肘が離れるように動かす。肘は本人の乳頭の高さ以下の斜前で動かすと行ないやすい。この操体こそ"力のいらない動き"の手本のように動かすことがコツになります。力コブというくらいですから，どうしても力が入りやすいので注意。

〈実技26〉椅坐Ⅰ－1，2，4 ◆うなじから背・腰にかけて

> [適応症状] 腰・背部・頭部の痛み解消，腱しょう炎，咳こみ，円背，腰曲がり，頭痛・頭重，高血圧症，不眠症，顔面マヒ

椅坐Ⅰ－1　[動　診]

動診はその本人自身がすでに行なっています。すなわち，頭が重苦しい・痛い，背中がだるい・重苦しいということ自体がこの操体の動診となっています。

写真⑩⑪　操 体

　本人は合掌した姿勢(合掌して腕を伸ばすと,動きが安定する)。操者は膝を本人の腰に,両手を肩にかける。それから本人は上体を正面に倒し,操者はその前傾を支えるように抵抗を与える。本人の両手が膝をすぎたあたりで,ためを3〜5秒間つくった後に,本人だけ瞬間脱力(操体は本人をそのまま支えている)。

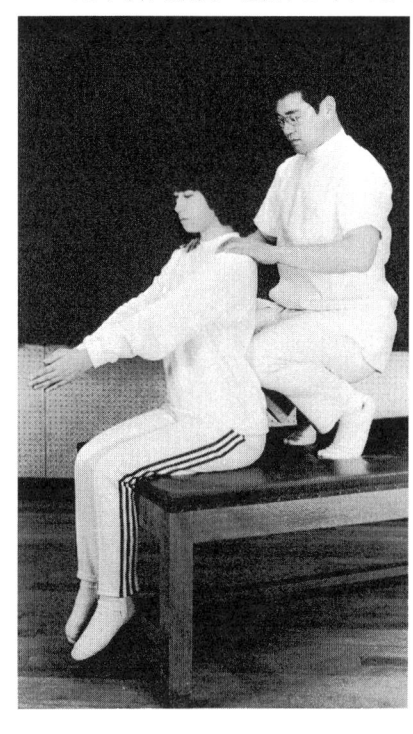

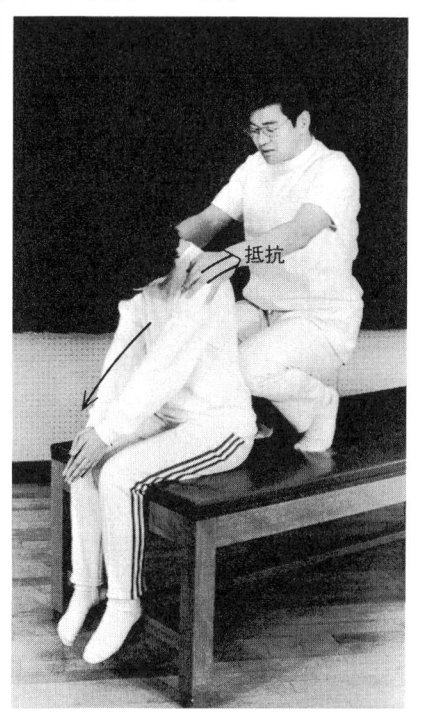

写真⑩　両手を合わせて　　　写真⑪　前面に倒していく

コメント　腰が痛いとき,背中が痛い,苦しい というときはその部分を丸め,伸ばすように前傾します。そのとき,操者の膝は抵抗の支持点となりますから,その部分にあたるようにすると効果的です(背中のときは,操者の足裏をあてて行なう)。2〜3回くり返す。

写真⑫⑬　椅坐Ⅰ－2　操　体

　本人は手のひらを上に向けて腿の上に置き，操者は本人の顎に両手をかける。本人は首スジを伸ばすように，顎を自分の胸につける動きを行ない，操者はその動きに若干の抵抗を与え，3～5秒間のた・め・をつくった後に，両者同時に瞬間脱力。

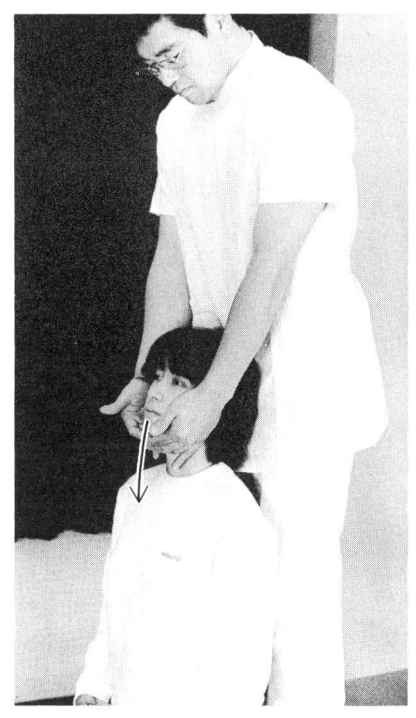

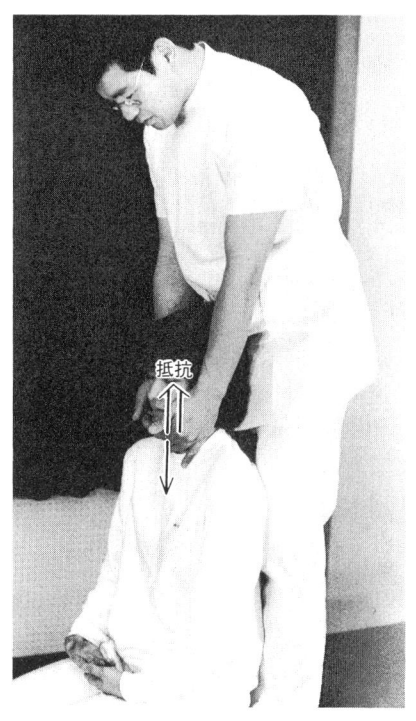

写真⑫　顎を胸につけるよう引く

写真⑬　瞬間脱力

コメント　頭重・頭痛に効果的な操体法。ただし，足のほうの操体を抜きにしてこれだけ行なったのでは，また再発します。操者は本人の首を絞めない程度に両手をかけます。椅坐Ｅ－3と同質の操体法です。2～3回くり返す。

写真⑭⑮椅坐Ⅰ－4　操　体

本人は手のひらを上向きにして腿の上に置き，操者は本人の頭頂部に両手親指または手を置く。本人は背スジを伸ばすように，頭をせり上げ，操者はその動きに抵抗を与える。頭がせり上がったら，それを3～5秒間保ち，両者同時に瞬間脱力。

写真⑭　頭をせり上げる

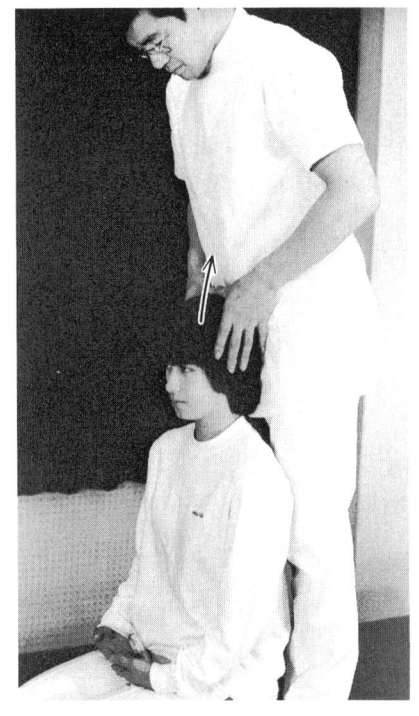

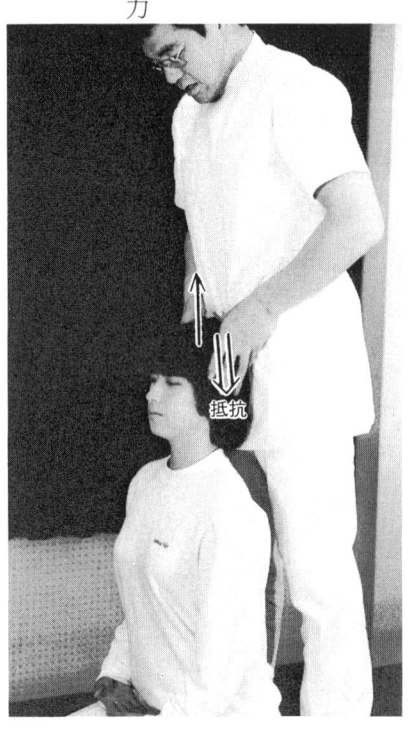

写真⑮　せり上がったら瞬間脱力

コメント　この操体を行なうと頭のなかがスッキリします。とくに椅坐Ⅰ－2を行なった後にこの操体を行なうと，周りが明るく感じることもあります。30歳代の人がこの操体を毎日行なっていたら，約1.5cm身長が伸びたと私のところに報告にきました。まさか30代の中年入門者が，今さら背が伸びることは考えられません。しかし操体を行なっていれば，骨格のズレ・ねじれなどが戻り，その分だけ伸長することはあります。現にこの私もそのひとりです。

　基本の項で，椅坐Ⅰの動診はすでに行なわれていると書きました。他の操体型式もそうですが，すでに日常の動きのなかで動診は行なわれているので，痛み・異常感覚がわかるわけです。椅坐Ⅰのばあいも腰曲がり・腰痛・円背・ネコ背といった形態観察と痛み方で，すでに動診を含めて"済んでいる"わけです。

　この操体も正坐でできますが，脚がブラブラして自由性があったほうが効果的。Ⅰ－1では本人の脚は膝がさらに曲がる動き（抵抗が強いと膝が伸びるように動くこともある），Ⅰ－4では膝が伸びる動き（連動性）があります。その連動性を利用して，他に助手を求めて操者は頭上を押さえるように，助手は膝の伸びを足首で軽く押さえ，2個所の抵抗を同時に与える動き方もあります。この操体を行なうと頭がスッキリしますから，受験生にはぜひ勧めたいものです。

〈実技27〉椅坐Ｊ－1，2，3 ◆手首の歪みをとる

| 適応症状 | 前腕・手首の痛み解消，腱しょう炎 |

写真⑯⑰ 椅坐Ｊ－1　| 動　診 |

本人は動診を受けない手は手のひらを上向きにして腿に置く。操者は本人の手のひらを内側と外側にひねり、手首の快と不快を調べる。

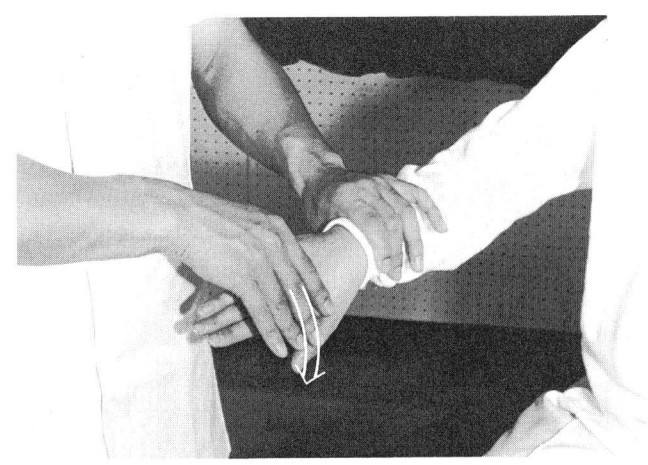

写真⑯
手首を左右にまわす

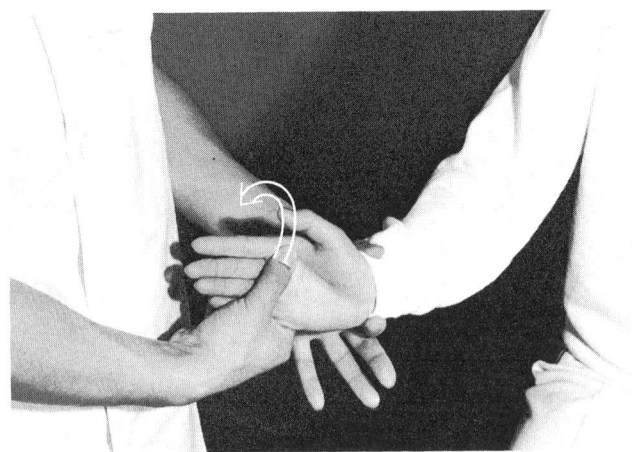

写真⑰
同上。2～3回くり返す

各種操体法の実際　*183*

写真⑱⑲　| 操　体 |

　本人は手首の快と不快がわかったら，不快から快方向にひねり返す。操者はその動きに若干の抵抗を与える。本人が手首をひねり返したら，3〜5秒間のため をつくった後に，両者同時に瞬間脱力。これを2〜3回くり返す。

写真⑱
内側にひねって
不快なら外側へ

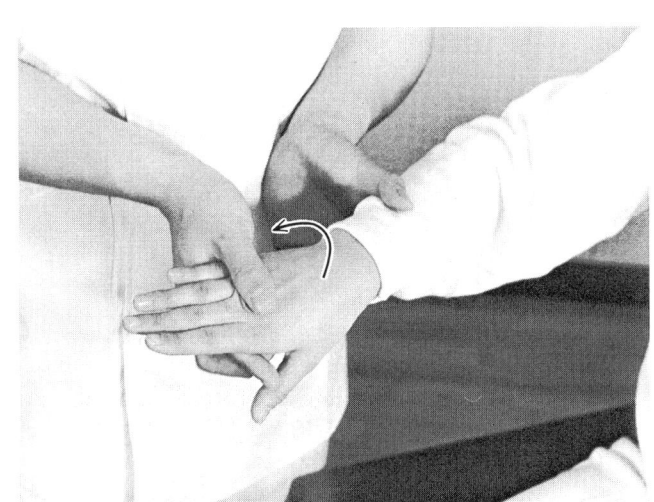

写真⑲
瞬間脱力

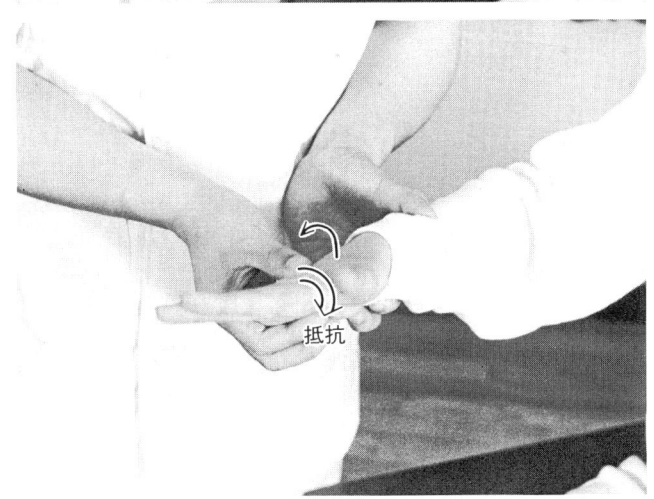

抵抗

写真⑫⓴⑫㉑椅坐Ｊ－２ 動　診

操者は本人の指先か手のひらをつかみ，手首を中心に本人の親指側か小指側に指先をまわし（ねじるのではなくまわす）手首の快と不快を調べる。

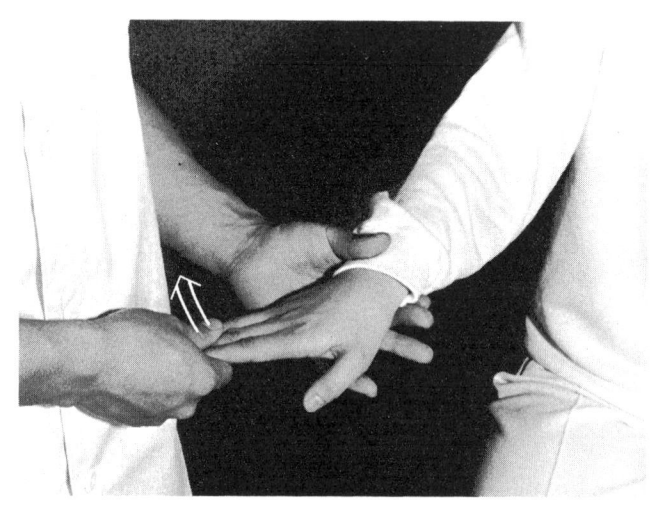

写真⑫⓴

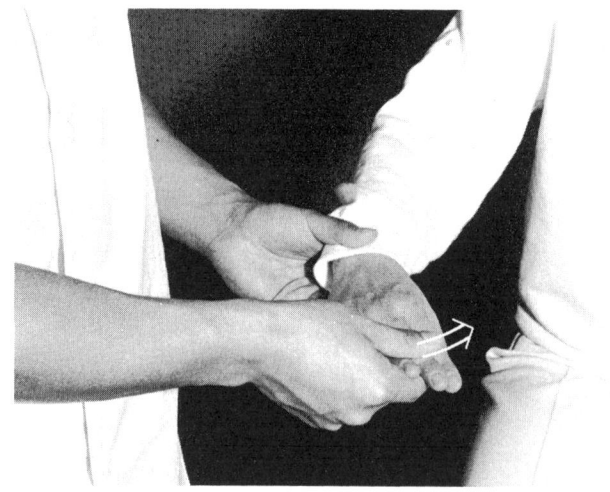

写真⑫㉑

写真(122)(123) **操　体**

本人は手首の快と不快がわかったら，不快から快方向に指先をまわし返す。操者はその動きに若干の抵抗を与える。本人が指先をまわしきったら，３～５秒間のためをつくった後に，両者同時に瞬間脱力。これを２～３回くり返す。

写真(122)
快のほう（親指側）へ返す

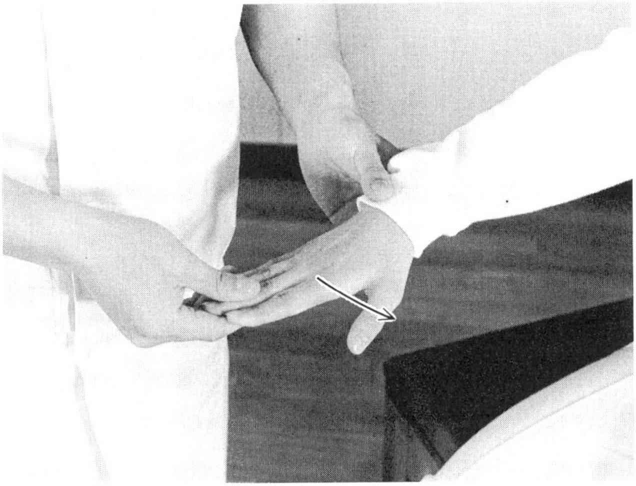

写真(123)
指先をまわしきったら３～５秒後に瞬間脱力

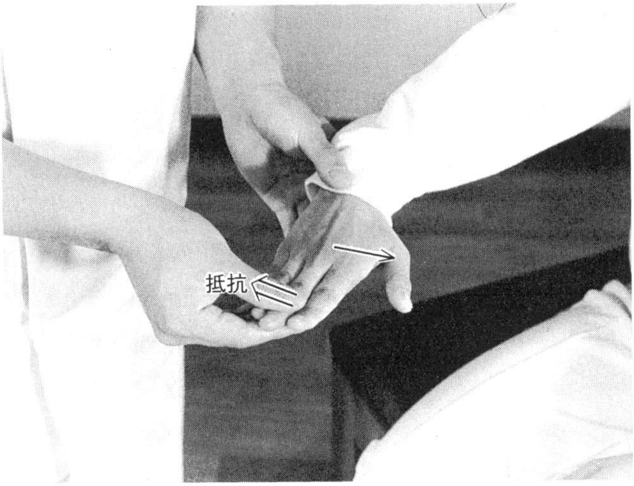

写真⑫④⑫⑤　椅坐Ｊ－３ **動　診**

操者は本人の手首を，手背側（写真⑫④）か手のひら側（写真⑫⑤）に曲げて，手首の快と不快を調べる。

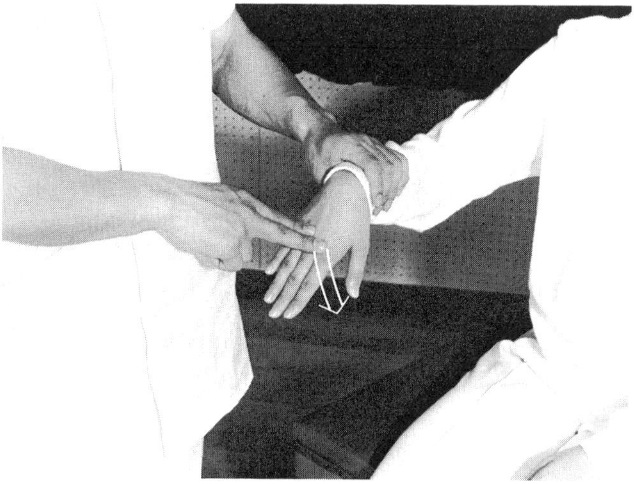

写真⑫④

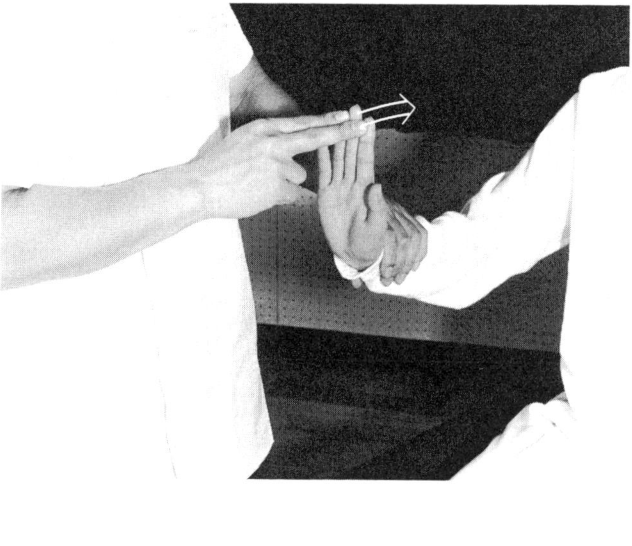

写真⑫⑤

写真⑫⑫⑫ | 操 体

本人は手首の快と不快がわかったら、不快から快方向に曲げ返す。操者はその動きに若干の抵抗を与える。本人の手首が曲げきったら、3〜5秒間のためをつくった後に、両者同時に瞬間脱力。これを2〜3回くり返す。

写真⑫
手背側が不快だったら手のひら側へ

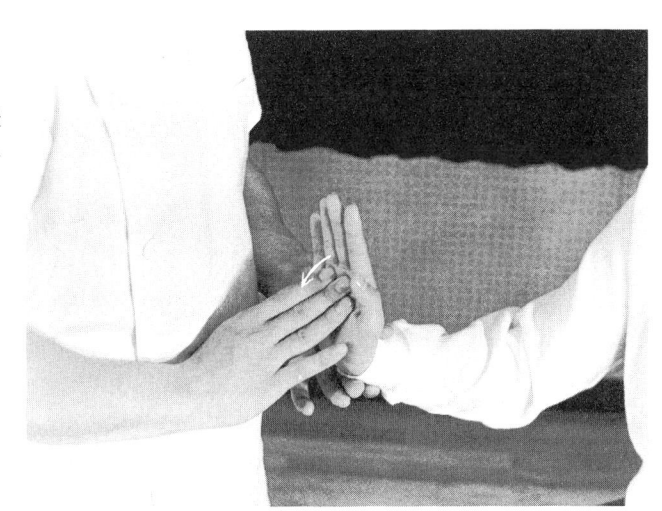

写真⑫
操者は軽い抵抗を与えていく

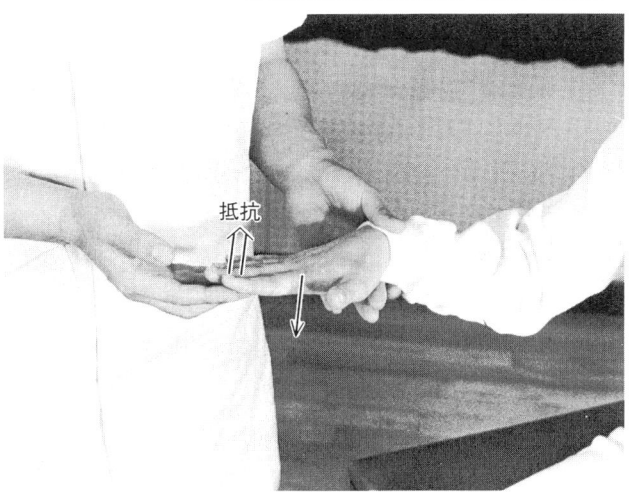

抵抗

写真⑫⑧
瞬間脱力

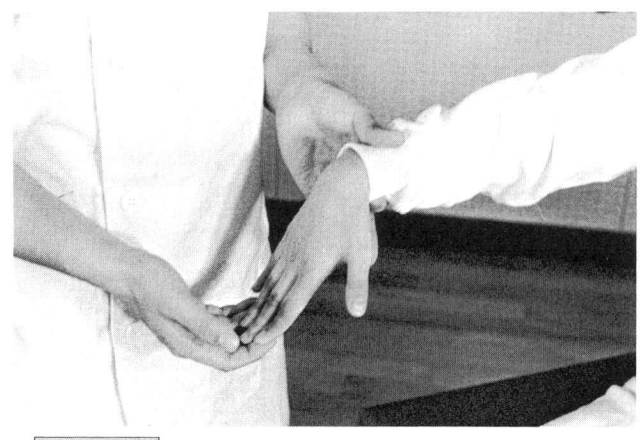

コメント 手首の操体は，足首と同様に，まわす・ひねる・曲げる（伸ばす）で快と不快を調べ，それがわかったら不快から快方向に，息を吐きながらゆっくりと動かすだけの，いたって簡単な動きです。操体法の実技は，すべて不快から快への動きで，最後に脱力（一気に脱力）しますが，この脱力にコツがあります。それは，頭で脱力するのではなく，からだで脱力すること。しかも腰の力を抜くような脱力のしかたがポイントです。

椅坐J－1，2，3は，手首の3種類（6方角）の動きを行なうだけ。この動きは仰臥でもできますが，椅坐のほうが手首は自由に動きます。その理由は，柔道・レスリングの寝技・押さえこみが，相手の首と肩の自由を奪う理屈と同じ。首か肩の一方だけですと，返し技を出されますが，その両方を押さえられると自由が利かないため，返し技を出しにくい。とくに両肩を押さえると自由性はなくなります。すなわち，仰臥で首と肩が床面に接している分だけ，手首の自由性を失うことになるためです。これも連動の現われですね。手首の操体も"ゆっくり動かすこと"がコツ。何度説明してもコチョコチョと早く動かす人がおりますが，そういう人にかぎって，こちらの説明は頭のなかを通り抜け，あそこがわるい，ここがわるいとそればかり。病の種は無限にあり，それに取りつかれもすれば，突き放すこともできるもの。突き放すのは全て手の役目。手首を動かすときはからだの前で行ないます。からだの横側で動かす症状はほとんどありません。

○絵 ○と ○き

健康への自力運動

ワンマン操体法10題

〈自力運動とは〉

　要するに一人で行なう操体法です。
　操体法の動き方も操者の抵抗なしで行なえば，自力運動になりますが，そのなかには，操体特有の動き方もありますので，私たちのいう自力運動とは自力操体と同義語になっています。
　日常生活の中のからだの動きは，いくつかのパターン化したものが主体となっています。とくに重心を前に移動する動きが最も多いようです。しかし私たちのからだは後ろ，左右横へと動けるようにできていますから，前方の動きだけでは，結局左右横，後ろへ動く機能が低下し，退化（からだの老化）することになります。ですから，左右横の動きが安定していなければ，前方への動きも安定しないことになります。首・腰の横への動きがスムーズな方は，年配者でもキビキビした動きがあり，元気な方が多い。
　自力運動ひとつひとつは，朝夕のちょっとした時間内でできるものもありますし，それらをものの１分行なっただけで，１日中の感覚が普段とまったく異なってきます。
　以下，日常行ないやすい自力運動を10例ほど紹介します。それぞれに記してある症状にはとくに効き目がありますので，ぜひおためしください。

〈踵伸ばしの自力運動〉 仰臥C−1の自力運動

★脚・腰・背部のだるさ・痛み，肩コリの解消に

　あお向けで踵を左右交互にゆっくりと伸ばし，左右ではどちらが伸ばしやすいかを調べます。伸ばしやすいほうがわかったら，そちら側だけを息を吐きながらゆっくりと伸ばします。伸ばしきって3〜5秒後に脱力。これを3〜4回くり返します。

　朝，起き上がる前に行なうと，起きてからの感覚が日頃とちがいます。

図①

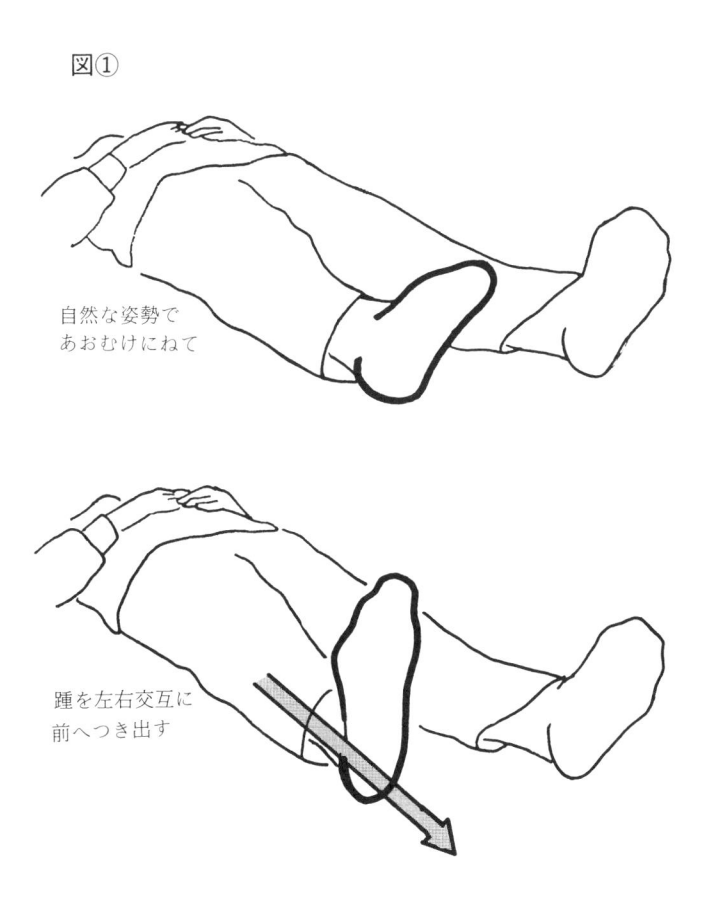

自然な姿勢で
あおむけにねて

踵を左右交互に
前へつき出す

〈膝左右倒しの自力運動〉 仰臥H—1，2の自力運動

★基本型の自力運動です。あらゆる症状の解消に効き目を発揮します。

　両膝が軽くふれるくらいで，膝を½屈曲。このとき両踵は腰幅以内に置き，爪先を心持ち内向きにします。膝を左右にゆっくり倒して，どちら側に倒したときに不快かを調べます。不快とは，膝を倒したときに —— 倒しにくい，重苦しい，痛い —— といった感覚のことです。それがわかったら，膝を立てたところからその反対側への動きをします。息を吐きながらゆっくりと，約5秒くらいで倒し，膝が床についても倒す動きだけを続け（ため），3〜5秒後にグタッと脱力。膝を倒したそのままの姿勢でひと息ついてから，膝を立ててまた同じ動きを2回くり返します。

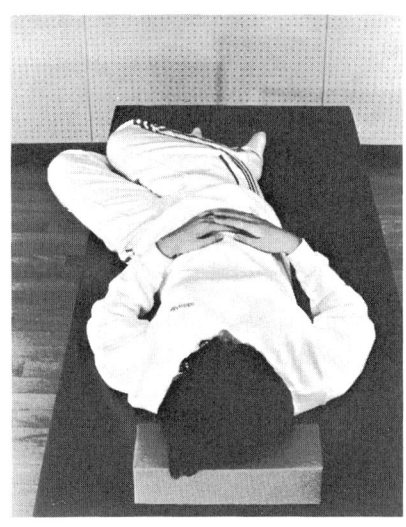

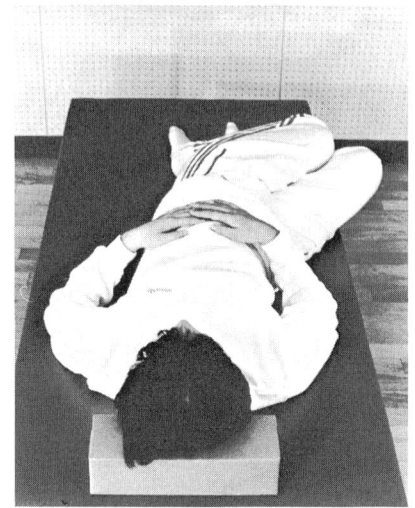

写真①　　　　　写真②

〈うつ伏せ膝引き上げ〉 伏臥A—2—eの自力運動

★これも基本型の自力運動で，あらゆる症状に効果があります。

動診を行なって，引き上げやすいほうがわかったら，そちら側だけ行なう。うつ伏せになって，膝を自分の脇腹のほうにゆっくりと引き上げる。床面がすべりにくいと，膝を上げにくくなりますが，とにかく引き上げる。膝を引き上げたほうの腰が床から離れるために尻がポコッと突き上がった姿勢になります。この自力運動も，からだの柔軟性が判断でき，からだの硬い人ほど膝の引き上げは難儀のようです。この動きを息を吐きながら，ゆっくりとできるようになれば，柔軟性へのボーダーラインを越えたと，私たちは観察しています。これを2〜3回くり返します。

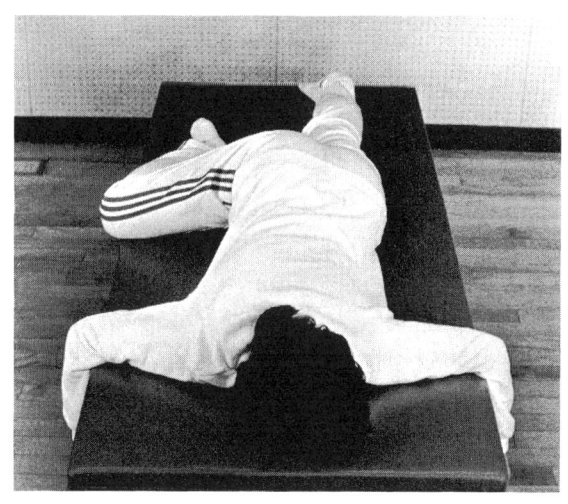

写真③

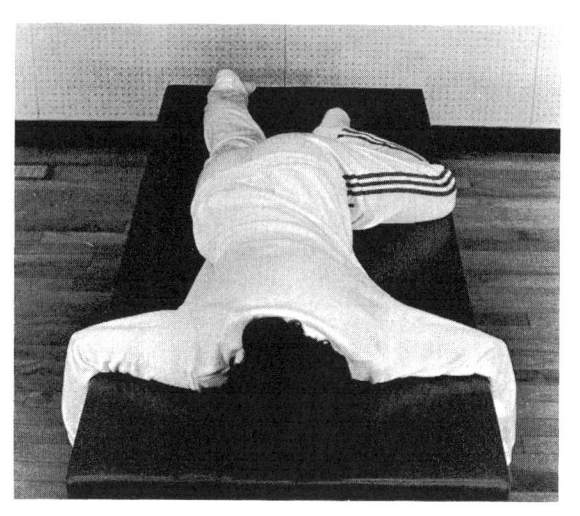

写真④

〈膝の上げ下げ〉 椅坐 A—1 の自力運動

★基本型のひとつですが，とくに肩コリ，五十肩，腰痛，ギックリ腰，ネコ背などに卓効あり

　膝を左右交互に 2〜3 回上げて動診を行ない，上げやすいほうがわかったら，そちらの腿を自分で押さえて抵抗をつくり，それからゆっくりと上げます。この動診を行なって左右同じ感覚の人はいません。その分だけ歪みが発生しているわけです（この動診を行なわせて，"左右同じです"と答えた人には，今度は操者が手で 200 g くらいの抵抗を与えてから動診すると，左右差がわかってきます）。

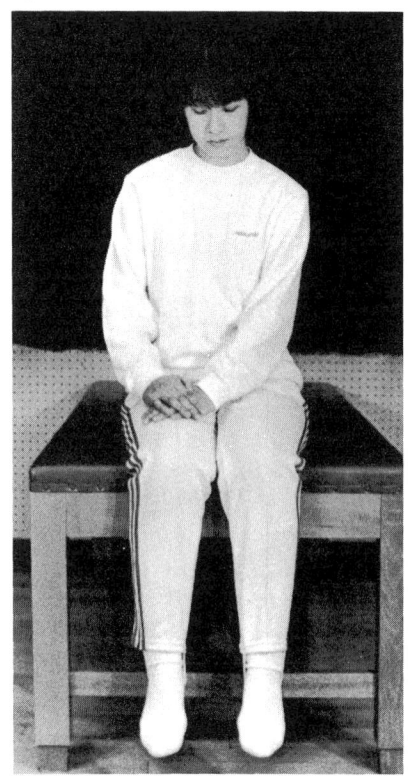

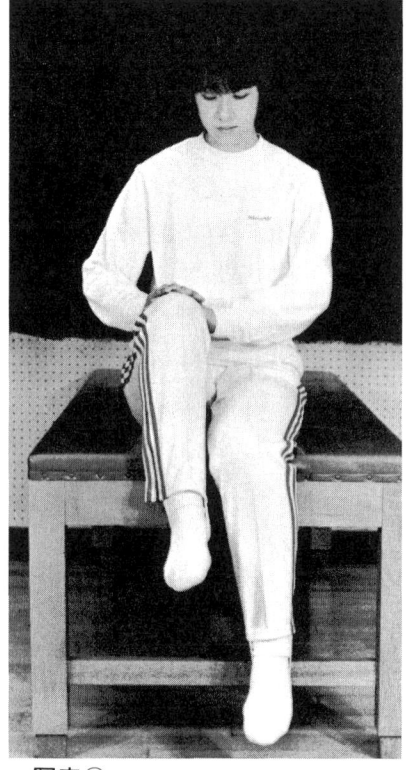

写真⑤　　　写真⑥

〈坐つま立ち運動〉

　爪先と膝だけを床につけ，踵は腰幅以内に開き，尻を乗せます。この姿勢で腰を右・左にゆっくりと動かしてみます。動かしやすいほうがわかったら，そちらのほうだけ3〜4回行ないます（左右に動かせるのでしたら，両方行なう）。この動きを毎朝新聞を読みながら行なえるようになれば，シメタものです。最初は足指に痛みが生じますが，その痛みがなくなれば健康の第1歩といえます。夕方行なうと（7〜10回），1日の疲れが$\frac{1}{3}$くらい解消されます（朝は足指に痛みがなくとも，疲れた夕方には痛みがでます）。

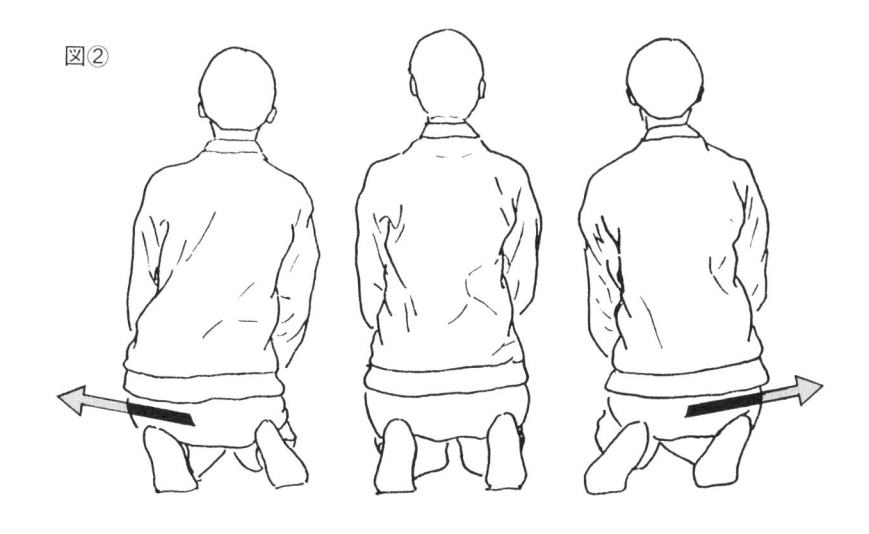

図②

〈坐つま立ち・四つんばい運動(1)〉

　爪先立ちで膝を床につけた四つんばい。両手は肩幅に開いて，顔の下あたりに置く。この姿勢で自分の尻横をのぞきこむようにふり向く（腰が左右に動く）。左右を行なってふり向きやすいほうがわかったら，そちらのほうだけ3〜4回ゆっくりと行なう。ふり向くときに踵から尻がなるべく離れないように行なえば理想的です。

　この動きでも当初は足指に痛みが生じます。その痛みが出なくなればシメタもの。でも疲れたときには，やはり少々の痛みが出ます。からだの硬い人がこの動きを行なうと，尻横が見えないという方がおります。

図③

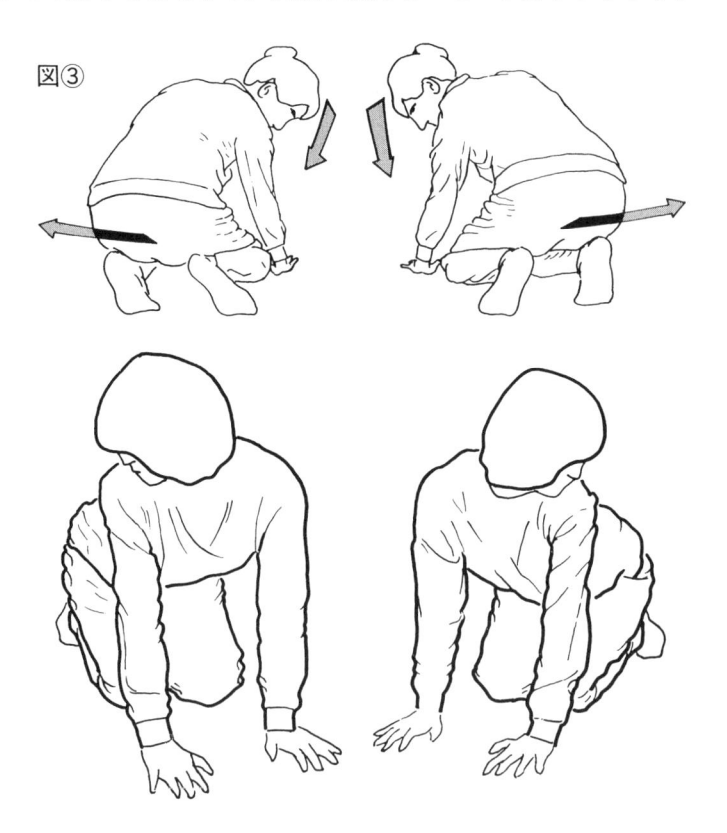

〈坐つま立ち・四つんばい運動(2)〉

爪先立ち四つんばいを正面から見たイラスト。この姿勢で床についた手の位置を動かさずに，不快感がでないように肩・肘を動かす。むずかしいと感じるかもしれませんが，行なってみれば簡単です。背中を丸めたり，腹を引っこめたり，重心の置き方をいろいろと変えてみると，意外な効果が生まれるばあいがあります。とにかく手の位置は動かさないように！

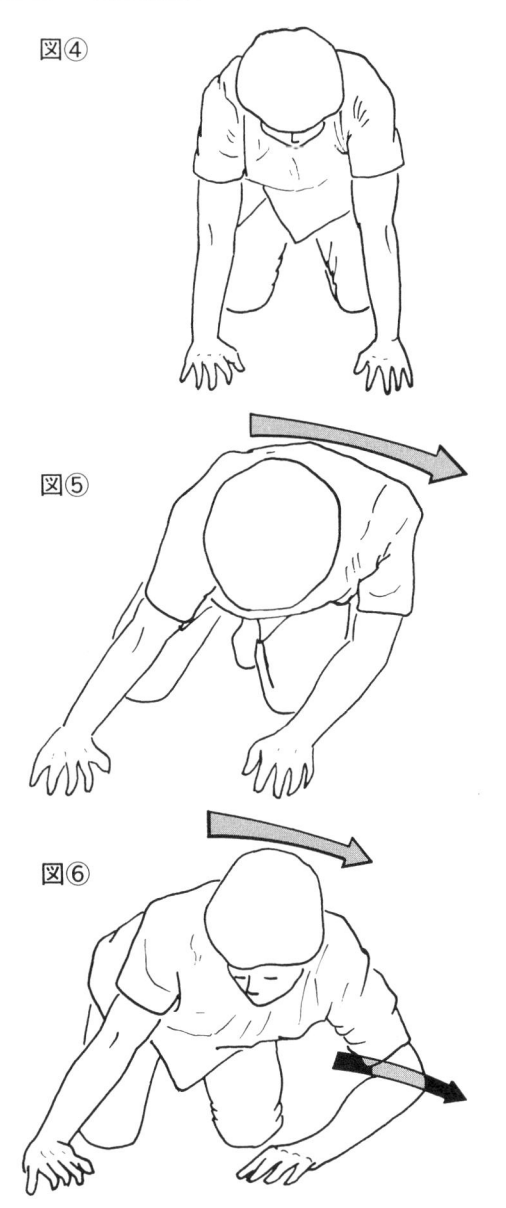

図④

図⑤

図⑥

##〈中腰尻ふり運動(1)〉

　立ったときの自分の肩の高さで，壁や棚に両手をつけて中腰になる。それからゆっくりと左右に腰を動かし，左右の感覚差を確かめる。やりにくい，痛いほうは歪みの信号。行ないやすいほうを3～4回行なうと，やりにくいほうもらくになってくる（尻ふりといってもフラダンスのように早い動きから，操体のようにゆっくりまでいろいろあります。そして我々の動きはすべてゆっくり）。腰を動かすときに足裏が床から離れないようにすることがポイントです。意外にこの動きさえスムーズにできない人がいるものです。

図⑦　　　　　　　　肩の高さに手をついて

足は動かず　　左右ゆっくり　　らくなほうを余計行なう

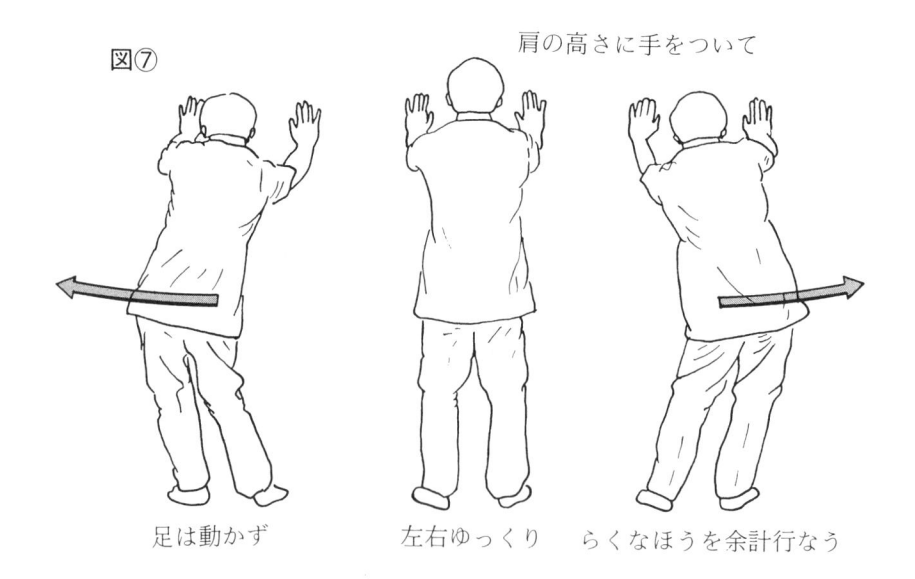

〈中腰尻ふり運動(2)〉

　同じ中腰でも，自分の膝を支持点にした中腰，膝の痛い人には効果的です。そして背中を思いっきり丸めたり，伸ばしたり，腰にかける重心をいろいろと調節しながらゆっくりと動かすこと。この動きも足裏が床から離れないように。

図⑧

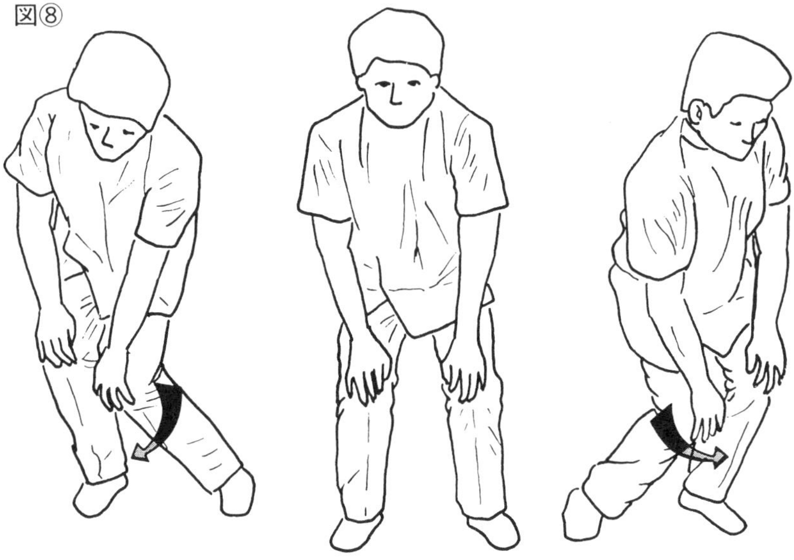

〈足指の柔軟運動〉

　図⑨のように足指の間に手指を，小指側から順々に入れて，足指と手指の動きを互いに反発させ合う，足指の柔軟運動。最初から足指間に手指がスムーズに入る人は，男性で20人に1人（女性は3人に1人くらい）。ともかく手指をムリヤリにでも入れて，互いの指を動かすと，足指にモーレツな痛みがでてくる。これも男性20人中15人（女性5人中3人くらい）。いずれも男性側が圧倒的にわるい。足指の柔軟性＝身体の柔軟性＝健康度となりますから，まず足指間に手指がスムーズに入るようになること。次に痛みの発生が少なくなること。足指の痛み方は，朝より夕方がものすごい。そのかわり1日の疲れがふっとびます。操体法は快方向への動きばかりですから，たまには自分の痛みでハッとすることも必要ではないでしょうか。

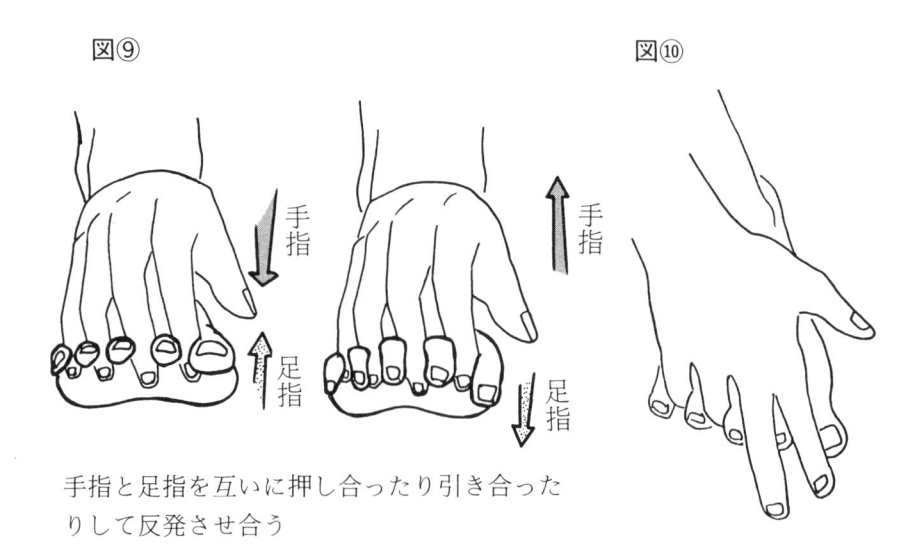

図⑨　　　　　　　　　　　　　図⑩

手指と足指を互いに押し合ったり引き合ったりして反発させ合う

㊝とき

操体法式朝(夕)の体操

操体の身体運動

〈操体の身体運動〉

　この身体運動とは、今まで紹介してきた各種操体のもとになっているからだの基本的な動きです。逆にいえば、この基本運動を各形態に分解したのが各種の操体になっているわけです。
　ですから、この身体運動は、健康な人でも日常的に行なっていれば操体を行なったのと同じ効果が生じてきます。
　この運動はⅠからⅥまであり、全部やっても5分足らずですから、毎朝おきたらぜひ実行をおすすめします。

基本姿勢
　身体運動ではまず基本姿勢をとります。男性では肩幅に、女性では腰幅に足を開きます。左右の踵と爪先は並行になるようにします。顎は心持ち引いて、腰と背骨を伸ばし肩の力を抜いてゆったりと立ちます。視線は正面の一点に集中させます。
　以下の各身体運動は、必ずこの基本姿勢からはじめること。

〈身体運動Ⅰ〉 両腕水平上げ

　基本姿勢で，息を腹に吸いこみ，次に息を少しずつ吐きながら両腕をゆっくり上げていきます（図①）。息を吐ききるのと，ゆっくり上げた腕が水平になるのが同時になれば理想的です。腕が水平になったら，そのままの状態でひと息ついてから息を吐くと同時に，両腕をバサッと落とします。これを3～5回くり返します。

　左右いずれかの腕が上げにくいことがあります（次ページ図②では左腕が上がりにくい）。そのばあいには，上げにくいほうの足（左足）に重心を移す（次ページ図③）と，両腕は水平になります。

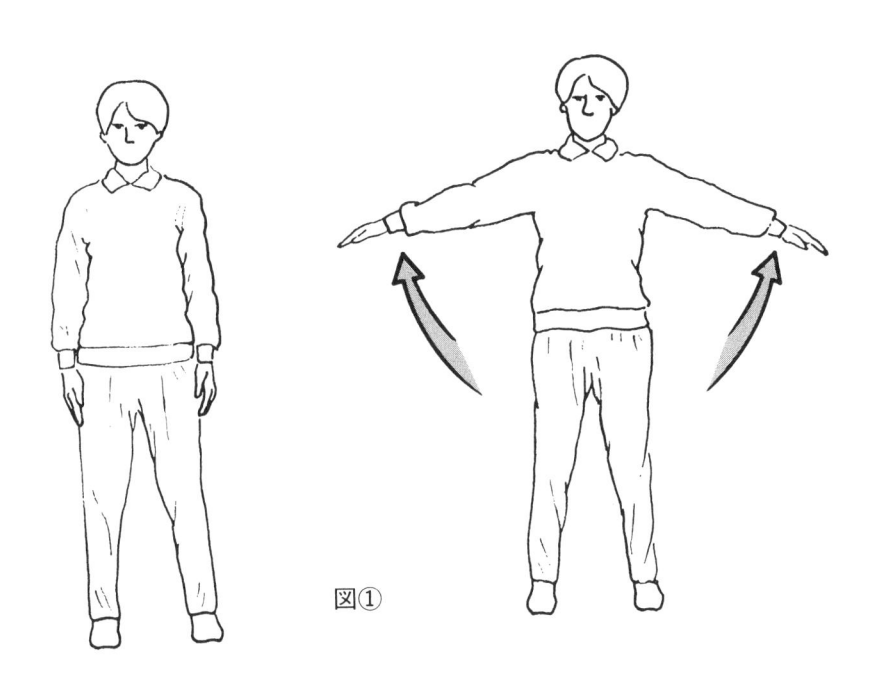

図①

図②

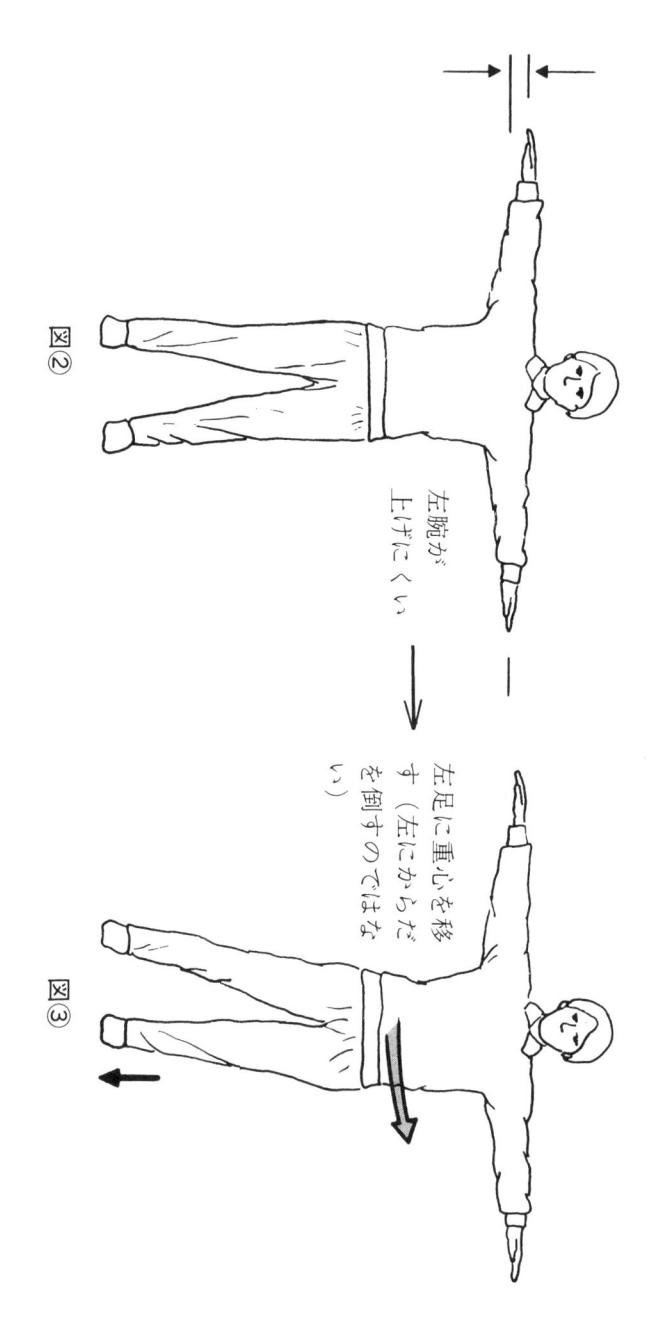

左腕が
上げにくい

→

図③

左足に重心を移
す（左にからだ
を倒すのではな
い）

〈身体運動Ⅱ〉足踏み

　基本姿勢から，太腿（もも）をからだと直角になるくらいまで上げ，足裏全体が完全に床面に着地するよう力強く踏みます。腕の振りは最初肩の高さまで行ない（図④），後ろには自然に振れる程度です。
　腕の振りもなれてきたら，眼の高さか，頭の高さまでにしてもよい（図⑤）。ただし，ムリは禁物！　これを30回くらい行ないます。
　（注）片方の足裏全体が床面についてから，他方を上げるようにして重心の安定をはかることが大切です。

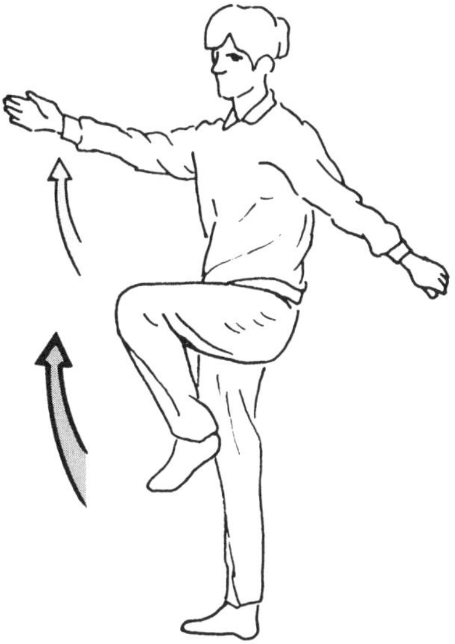

図④ 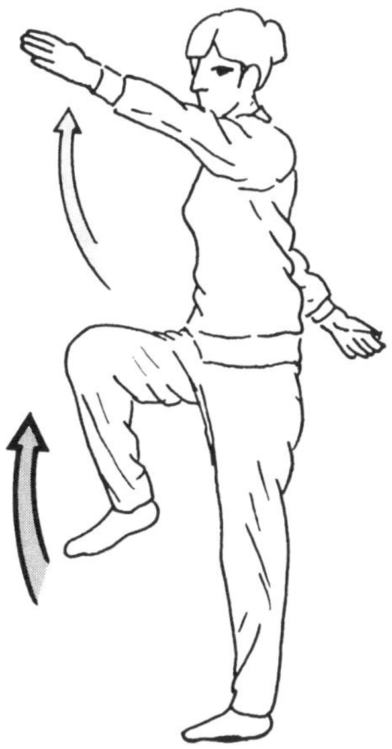　　　　　　　　　図⑤

〈身体運動Ⅲ〉 身体の側屈

基本姿勢から左腰に手をあてます（図⑥）。

息を吐きながら上体と腰を右に移し，右足に重心を移します（腰だけを右に出して重心をかけるのではありません。図⑦）。

さらに腰を右に押し出すようにしながら右腕を徐々に上げ，上体を左に倒していきます（左に上体を倒しながら，腰を右に押し出すのではありません。その逆です。図⑧⑨）。

完全に右足に重心をかけて左側屈を行なうと，右足裏は床にピタリとつき，左脚からは力が抜けているために左足の踵は浮き，膝が軽く折れて前に出ます（左足に重心をかけているばあいは右足の踵が浮き，膝が軽く折

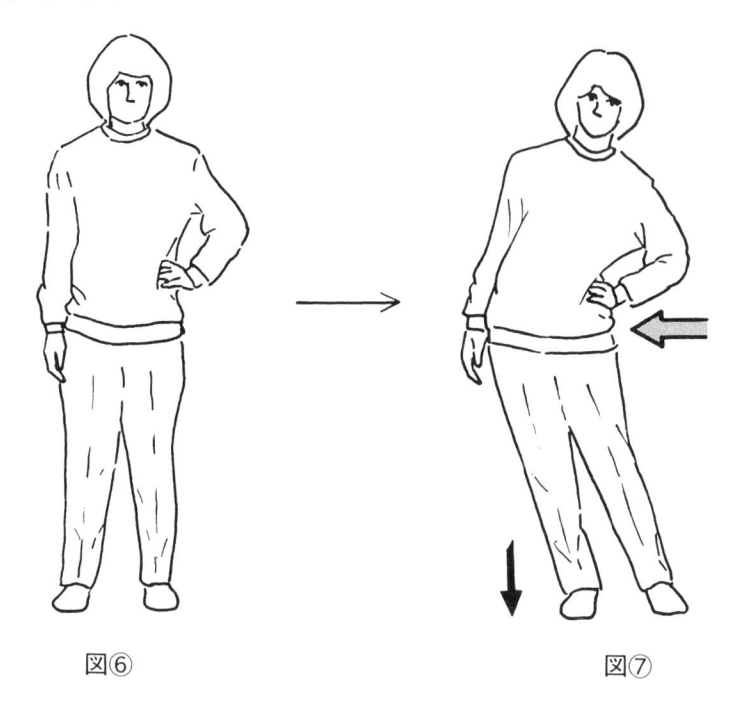

図⑥　　　　　　　　　　　　図⑦

操体法式朝(夕)の体操　207

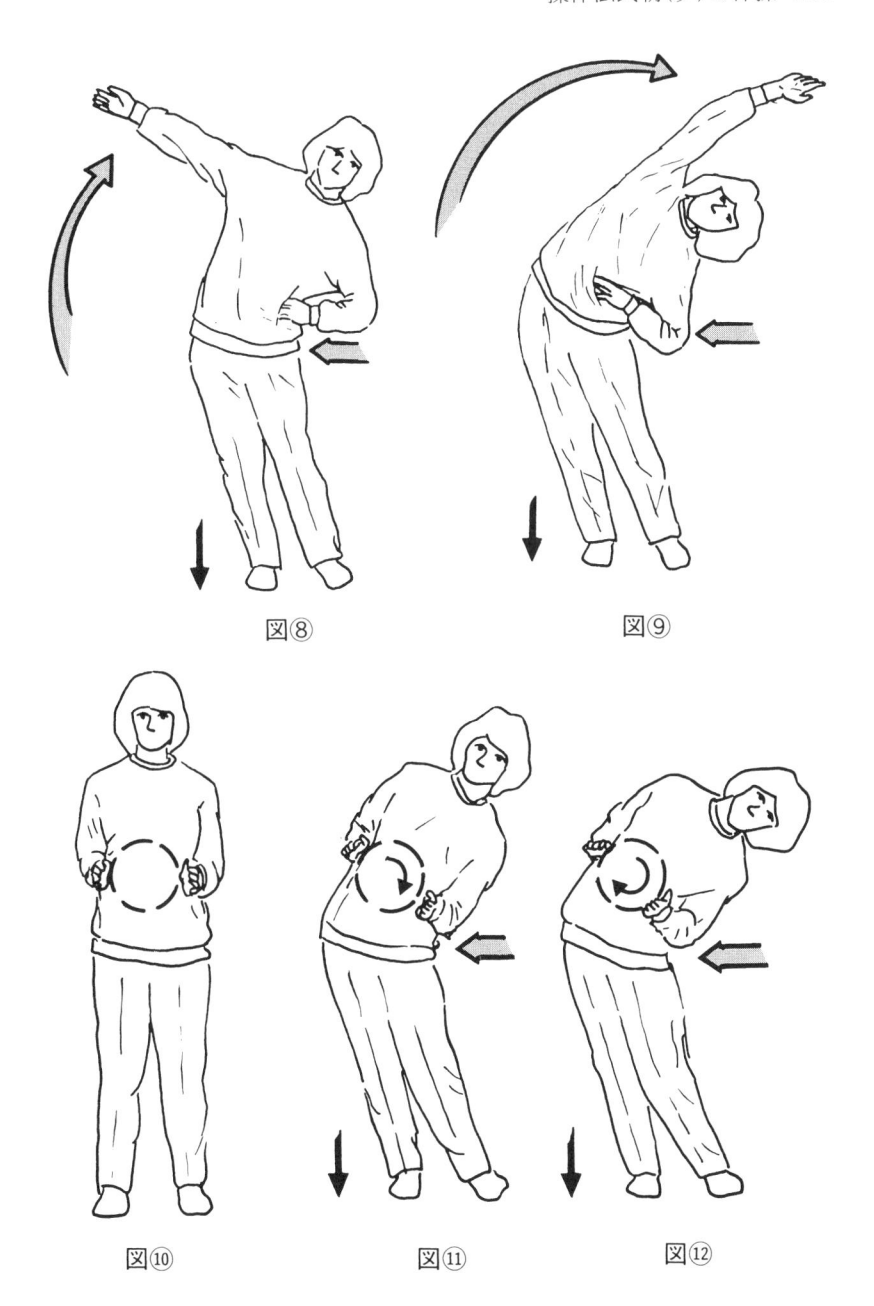

図⑧　　　　　　　図⑨

図⑩　　　　　図⑪　　　　　図⑫

れます)。このときの左腕は重心安定の働きを,右腕は側屈運動を促進する役割をすることになります。

戻るときは息をゆっくり吐きながら戻ります(腕の振り戻し,腰の移動,上体の戻しを同時に行なう)。これを3〜5回くり返します。

左右をやってみて,圧迫や苦痛などの不快感があるばあいは,不快から快方向へ2〜3回行なえば,両方ともスムーズに行なえるようになります。

重心の移動がうまくいかない人は,次のような練習をすると楽に側屈ができるようになります。ゆったりとした基本姿勢から,腹の前でバレーボールを持つように肘を90度に曲げて,肘をしっかり脇腹につけます(図⑩)。

腕を動かさないようにして,腰を右に押し出しながら,からだ全体でボールを左に回します(腕で回してはいけません！図⑪)。

さらに腰を右に押し出しながら,ボールをからだ全体で左に回します(首の力を抜くのを忘れずに！図⑫)。

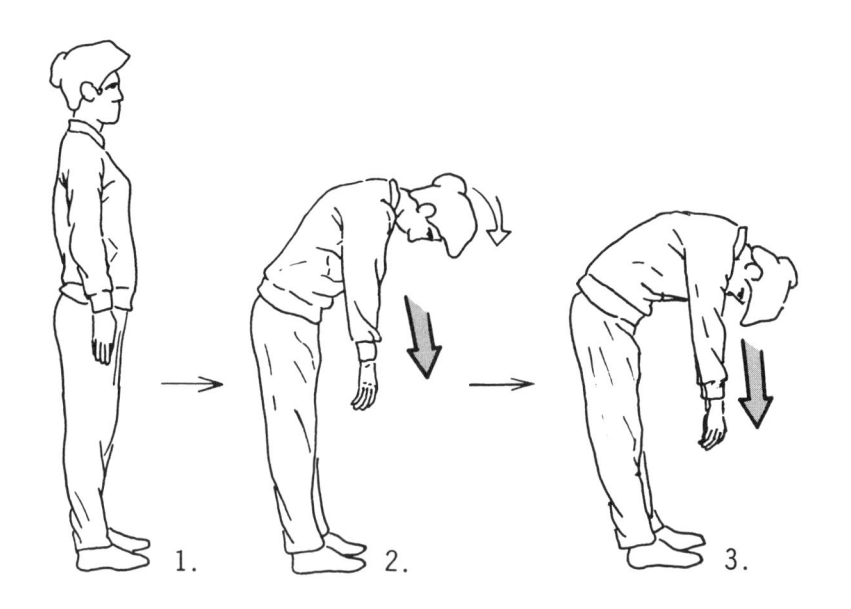

図⑬-1

図⑭　　　　　　　　　図⑮　　　　　　　　　図⑯

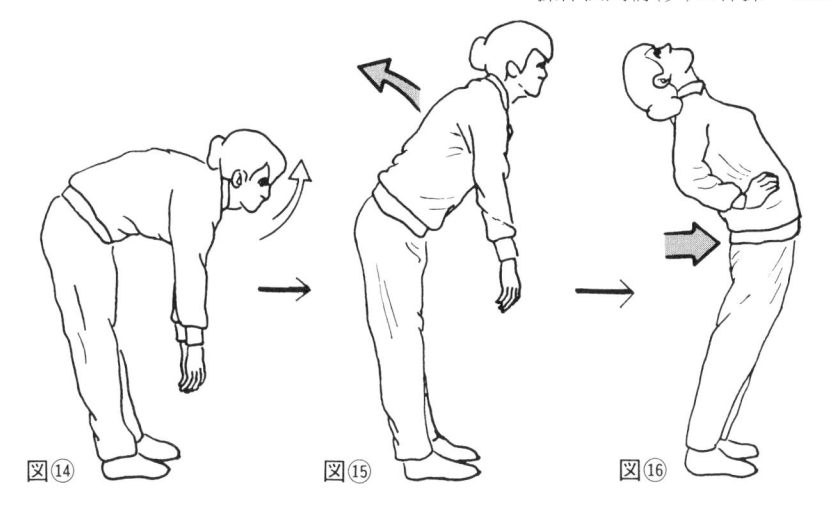

〈身体運動Ⅳ〉　身体の前後屈

基本姿勢をとります。
頸・肩・腕の力を完全に抜いてダラリとした状態で息を吐きながらゆっくりと静かにからだを前に倒します（図⑬）。

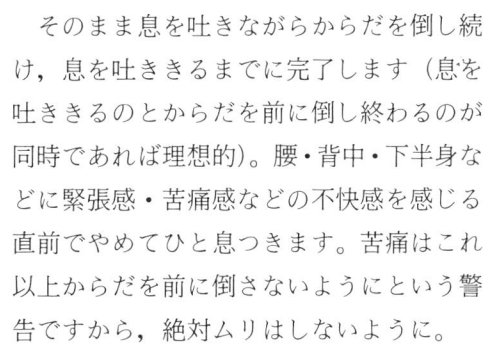

図⑬－2

そのまま息を吐きながらからだを倒し続け，息を吐ききるまでに完了します（息を吐ききるのとからだを前に倒し終わるのが同時であれば理想的）。腰・背中・下半身などに緊張感・苦痛感などの不快感を感じる直前でやめてひと息つきます。苦痛はこれ以上からだを前に倒さないようにという警告ですから，絶対ムリはしないように。

前屈から戻るときは，まず顔を起こします（図⑭）。

ゆっくり息を吐きながら，腰を前に出すようにして戻ります（図⑮）。息を吐ききっ

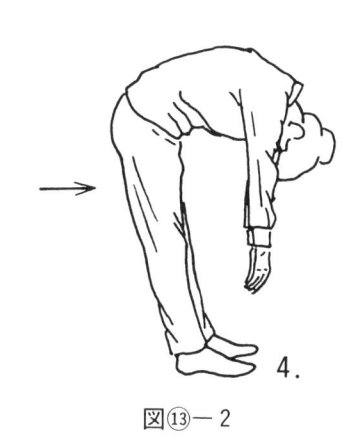

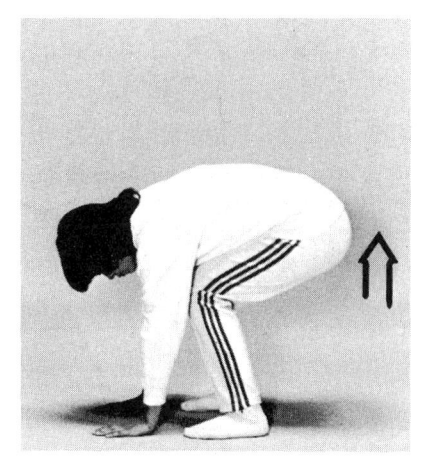

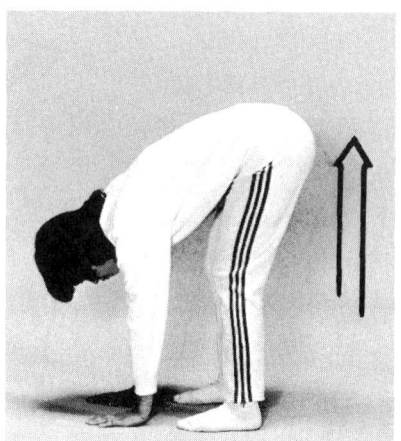

写真①

たのと同時にからだが戻るようにします（ここでひと息）。

　次に，腰に手をあてて息を吐きながらゆっくりと後ろにそります（図⑯）。前屈と同様に苦しくなる，痛くなる直前でやめることです。ここでひと息ついて，息を吐きながら元に戻ります。

　前屈がスムーズに行なえないときは，腰を前後に動かしたり，軽く後ろに２〜３回そった後に行なうとムリがありません。からだの硬い人でも毎朝行なえば１カ月くらい（年配者のばあい）で指先が床面につくようになります。

　若い方でからだが柔らかい人がからだを前に倒すと，手のひらが床面にピタッとつきます。

　前屈と同じ効果がある動き方として，両手をあらかじめ床につけるようにしゃがみこんでおいて，それから腰を上げる方法もあります（写真①）。

〈身体運動Ⅴ〉顔・身体のひねり

　ゆったりとした基本姿勢から，息を吐きながらゆっくりと静かに，右足に重心を移しながらからだを右にひねり，腕を徐々に上げます（左にひねるときは左足に重心をかけます）。それから，腕と一緒に顔も，眼も，気持も後ろを見るようにひねります。

　ひねりきったらひと息ついてから，息を吐きながらゆっくり戻します。このとき重心のかかっている右足裏が床面にピタッと完全につき，反対側の左足の踵が浮き，爪先がかろうじてついている状態となります（左にひねるときは逆になります）。

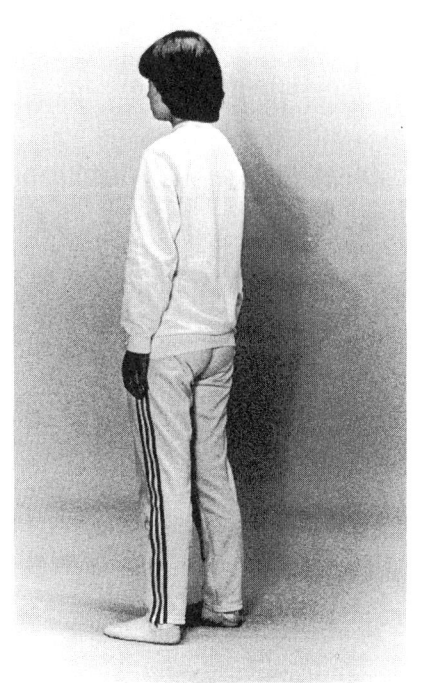

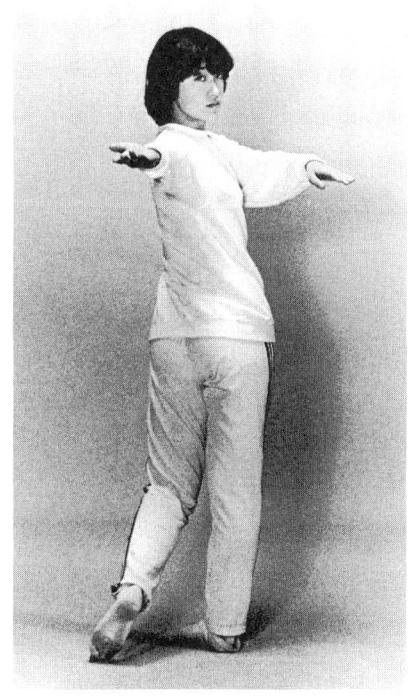

写真②　　　　　　　　写真③

図⑰

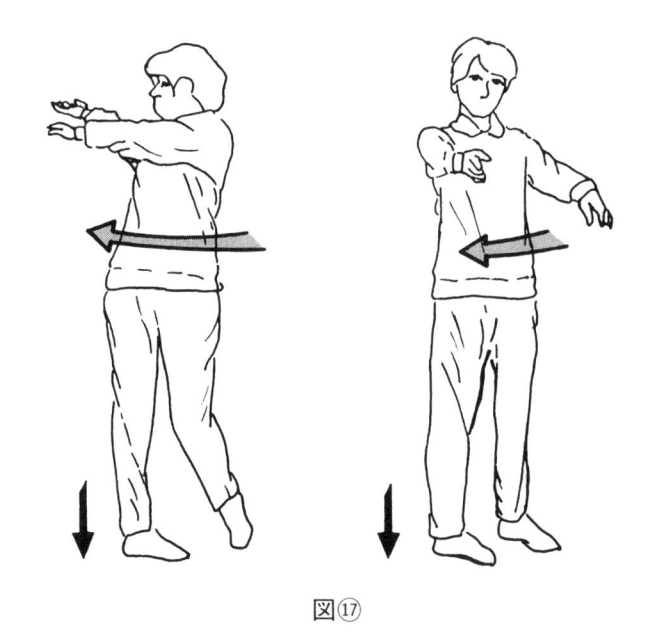

　左右にひねってみて、圧迫や苦痛などの不快感があるときは不快の方向から、逆の快方向に3〜5回くらいくり返して行なうと、両方スムーズになります。
　からだの柔らかい人は、基本姿勢から右にひねると、写真のようなところまでひねることができますが、からだの硬い人は、できるところまででよいですから、ムリにひねらないでください。

〈身体運動Ⅵ〉 腕の上げ下ろし

　基本姿勢から息を吐きながらゆっくり爪先立ちを行ない，両腕を前方から上げていきます（爪先立ちと腕上げは同時に行ない，指はまっすぐ伸ばします。図⑱）。
　この姿勢でからだがグラグラしないようにして，ひと息ついた後息を吐き，同時に踵と両腕をバサッとおろします。これを3〜5回くり返します。また両腕を斜め前方,体側方向からも行なって重心のバランスをとります。

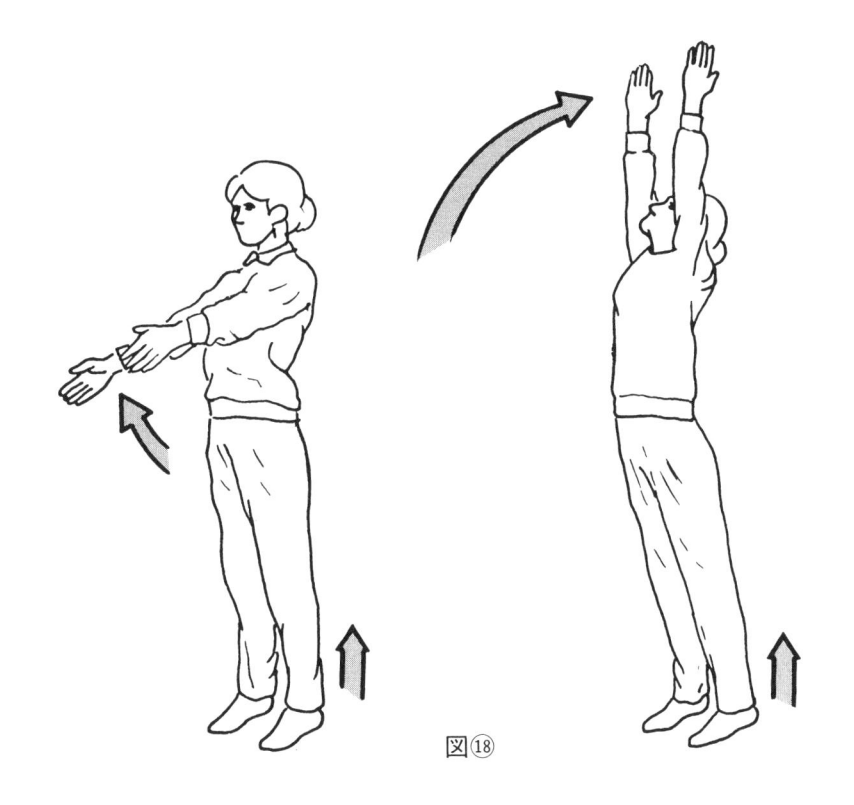

図⑱

実例紹介
操体法治療のこの効果
大学病院に見放された患者の例

♥腰曲がり・側わん症（言語障害）・ゼンソク症状の改善された実例

　私どもの操体法メンバー，東京の津田温古堂治療室（津田染鶴先生）と横浜の川井治療室（川井武雄先生）には，ある写真がたくさんあります。それはからだのいろいろな不調や悩みを訴えた患者さんの，操体を行なう前と数回の操体を行なって，その不調や悩みが解消されたのちの後ろ姿を撮影したものです。

　本書の製作にあたり，実例の掲載を依頼しましたところ，あれもこれもと数多くのカルテと写真を提供されました。その全体量は本5冊分くらいにもなるでしょうか。

　そのなかから今回は以下の4例を載せました。これらは明らかに現代医学から見放された方々の例であり，もし両先生に出会わなければ，以前のままであり，"そのときの自分に不満足ながら満足"していなければならなかったことでしょう。それが以前に比べてみちがえるほどに改善されたということは，本人と家族にとって言葉に言いつくせない喜びであったのです。それが証拠にこの掲載方をその方々にお願いしましたところ，実名での掲載を強く希望してくださいました（しかし，一人は子供なので，他の一人は別の理由で仮名としました）。

　実例を見た皆さん方は"本当に！　まさか？"といった疑問を抱くかもしれません。しかも，この治療を行なわれた津田先生は，操体法の研修を受けてまだ2年未満，川井先生は1年目だったということです。そして，お二人の話によれば，たとえそれが3カ月ぐらいのときでもできたでしょう，ということです。

　読者の皆さんでも，操体法の原理に忠実にそってやっていただければ，必ずや以下の実例のようなすばらしい効果をあげられることをお約束します。

症　例(1)

亀山ツナ　65歳　東京都町田市
〈写真①②〉　昭和54年6月15日撮影，治療前
〈写真③〉　同7月19日撮影，操体11回目
〈写真④〉　同9月2日撮影，操体22回目

主訴（要約）

　36年前の出産時に，右脚がギクッとしてからわるくなり，そのまま50日間ほど寝こんでしまった。起きてみると，右足が床にピタッとつかなくなっており，少し痛い。そのころは農業を営んでいたので，肉体的には重労働であったが，そのせいであろうか，腰と背中がだんだん曲がりだしてきた。シビレるような痛みが1日中あり，とくに夜の痛みには耐えがたいほどである。種々の治療を受けたが，そのときは痛みが消えても，またすぐに再発する。余りの痛さに，自分で灸を覚え，風呂から上がってから痛いところにもずいぶんやってみた。また，今まで使ったサロンパスは数知れないほどである。コルセットを着用してから10年になる。日中に着用していないと骨がガクン，ガクンとして腰が折れてしまう。寝るとき以外は外せない。
　1）歩行が困難
　　イ）階段の昇り降りが不自由である。
　　ロ）敷居をまたぐのが困難。
　　ハ）ちょっとしたことでツマズキやすい。
　2）体調がすぐれないときは，右肘を曲げられない
　　イ）立ったままで歯を磨けない。磨くときは腰掛けるか，流し台につかまって行なう。
　　ロ）傘を持つと右腰が折れ曲がる感じがして，足が前に進まなくなり，全身冷や汗となる。だから雨降りには外出できない。旅行に行く気にもなれない。

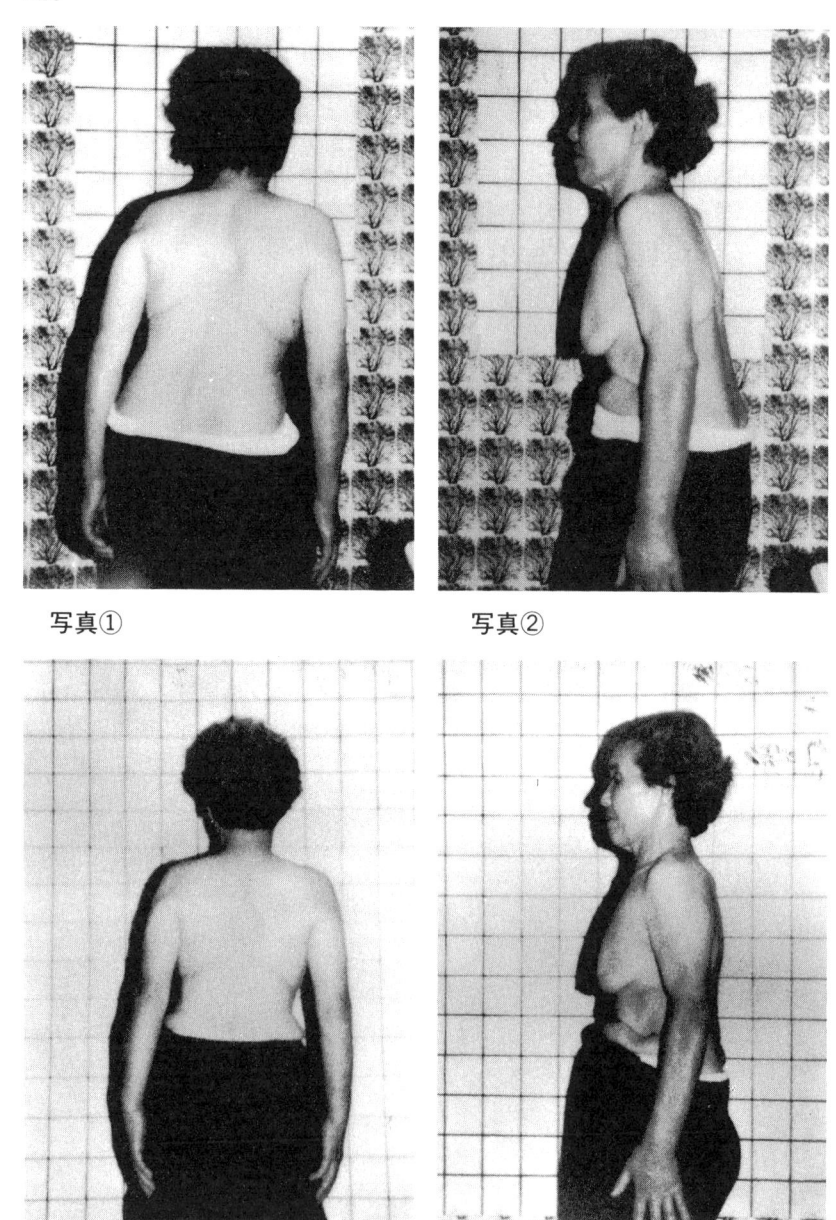

写真①

写真②

写真③

写真④

ハ）ハンドバックは下げるのではなく,抱きかかえるようにして持つ。
3) 右膝が伸びきらない。
　　イ）寝ても膝裏が床から大きく離れる。
　　ロ）正坐ができない。坐っていてもピサの斜塔のようにだんだんと右に傾いてくる。

　＊以上が治療前の主な訴えとその状況です。6月15日より9月29日までの間に，30回の操体を受けたカルテがあります。その中から写真（9月2日）のようになった結果を紹介しましょう。
　9月2日
1)―イ）楽に昇り降りができるようになった。
　　　ロ）やや楽になった。
　　　ハ）安定した歩行ができ，ツマズキが少なくなった。
2)―イ）楽に磨ける。流し台に軽く寄りかかる程度。
　　　ロ）傘・ハンドバッグを持っても腰折れが少なく，外出できるようになった。
3)―イ）膝裏がだいぶ床につくようになったが，まだ完全でない。
　　　ロ）正坐ができるようになり，姿勢が良くなったといわれる（右には傾かない）。

〈本人談〉
　コルセットを外しても仕事ができるようになりましたが，からだが本調子でないときはまだ着用しています。私は今までにあれがいい，これが効くといわれた治療は全部受けたつもりです。でもよくなりませんでしたから，操体法の話をされたとき，こんなことで治るのかしらと疑っていました。でも今はまったく信じています。何もかも全部が，今までより楽にできるようになり，からだがこんなによくなったのですから。
＊9月2日以降も週1回の操体法を受けていますが，亀山さんから津田先生への言葉は感謝の連続でした。

症　例(2)

川崎為次　78歳　東京
〈写真⑤〉　昭和54年4月2日撮影，治療前
〈写真⑥〉　同4月28日撮影，操体12回目

主訴（要約）

　昭和51年1月，物がひっくり返るのをからだで支え，主に腰を当てて転倒を防いだ。その2～3日後までは腰が痛かったが，余り気にもとめといなかった。53年の秋ごろになって，急に腰が曲がりだして，痛みが出てきた。N大学病院でまことにすばらしいの一言につきる各種の診察を受けたが，診断後は"ああ，これは治らないね"の一言である。実は4歳のときに屋根から落ちて，右手を骨折した。それ以来左手を主に使うようになり，力仕事は左手が主体となった。そのためであろうか，診察（レントゲン）

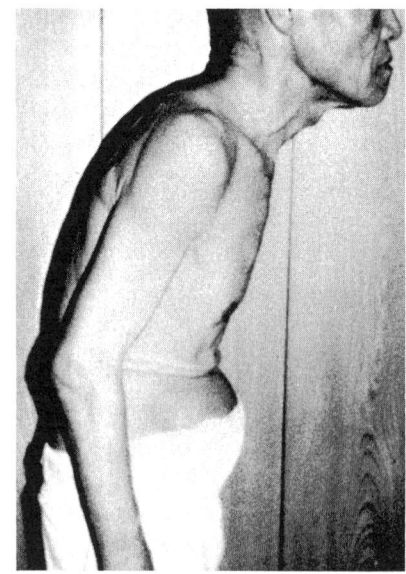

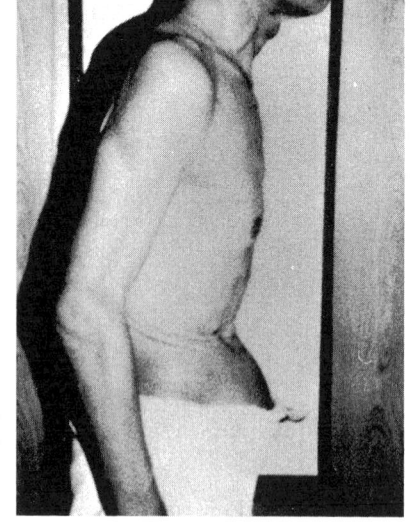

写真⑤　　　　　　　写真⑥

で右に腰骨が曲がっていることがわかった（しかし今までに痛くなったことはない。ギックリ腰になってから痛みだした）。

操体法との出会い

　川崎さんと津田先生の出会いは，世田谷のプールである。お互いがプールに通うのにはそれぞれの理由があった。

　〈川崎さん〉　昔から健康法の一つとして水に親しんでいた川崎さんは，腰が曲がりだしても，プールでからだを動かしていれば，いくらかでもよくなるのではないかと考えたからである。しかし津田先生と出会ったときは，正に最悪の日であった。腰曲がりにギックリ腰を併発したのである。プールに入っているから泳ぐものと津田先生は考えた。しかし泳いでいるふうにも見えない。そのうち，泳ぐフォームで水中を5～10m歩きだした。そして肩で大きく息をしながらひと休み。まったく奇っ怪である。からだがわるいな，と気がついた。それで津田先生は"ちょっと失礼ですが，からだがだいぶお困りの様子ですね。それも痛くなく治りますよ"と声をかけたのです。

　〈津田先生〉　広島で原爆を受けた津田先生は，白血病の症状にさんざん苦しみましたが，"こんなことで死んでたまるか"と一念発起。健康法を探し求めて全国を歩き，いろいろなことをやってみました。そのなかの一つに35年間も毎日続いている"朝の水浴び"があります。また水泳も健康法の一つとして続けており，世田谷のプールでの出会いとなったわけです。

治療後本人談

　操体を受けると1回ごとに不快感と痛みが消え，からだが軽くなる感じがした。7回目で背骨が元に戻りだしてきたことがわかった。ギックリ腰になってから，新聞の字が読めなくなった。それは字のほうが"ふるえてくる"からである。それが9回目の操体を受けたあとから，少し読めるようになってきた。

　（昭和55年1月現在，すべて良好であり，今もはりきってプールに通っている由）

症　例(3)

T・K　6歳　東京　54年7月時点
〈写真⑦〉　昭和54年7月24日撮影，治療前
〈写真⑧〉　同9月21日撮影，10回目の治療後

主訴（要約）

妊娠7カ月目に破水に似た状態となり，羊水が下りた。この時点で絶対安静といわれ20日間寝たきりとなる。2,750gの逆子で，脚（股）がひろ

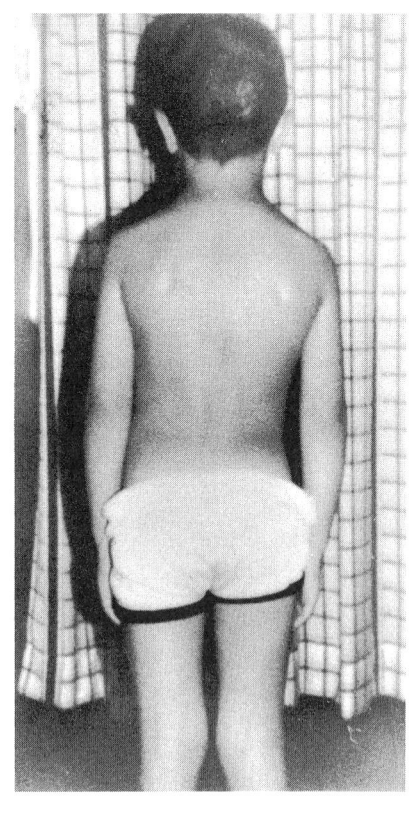

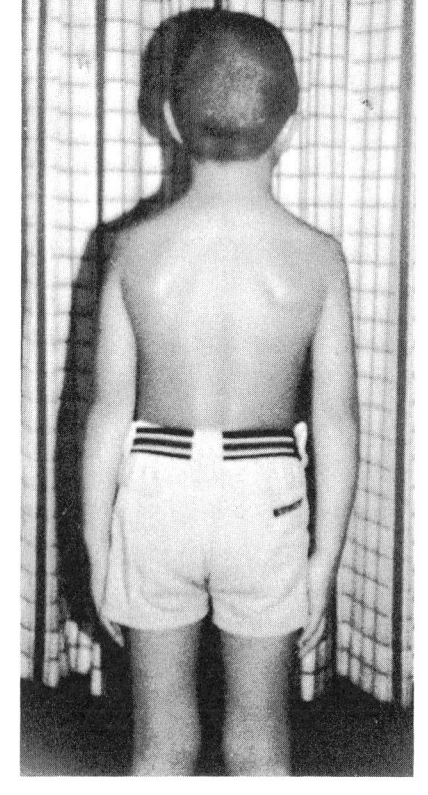

写真⑦　　　　　　　　写真⑧

がったままで生まれた。股関節脱臼の疑いがあるために、生後7日目にレントゲン検査を受けた。脱臼の心配はなかったが、右肋骨が1本欠けていると診断された。泣き声が非常に弱々しく、乳の吸い方も弱い。保健所の3カ月検診で、ちょっとおかしいといわれ、病院を紹介されたが、その病院の診察では何でもないとのこと。オシメを取り替えるときに痛みがあるため、股にはさんだだけ。オシメカバーを着けたことは一度もない。オシメを"当てて"いる状態。

5カ月目の昼食時に、2〜3秒のヒキツケを起こし、それが翌日まで続いた。N大学病院で診察を受けたら、テンカンと診断された。さらに、テンカンは治らないですよ、といわれる(脳波に異常あり)。そのころ背骨がどうのこうのというのを小耳にはさんだので、そのことを病院側に聞くと、それから話をそらすようになった(診断、先天性側わん症。言語障害。テンカン)。

3歳から言葉らしきものが出だした。いろいろな検査・治療(手術を含む)を受けたが駄目だった。それでもどこかで治してくれるのではないかと、1カ月に2〜3回の病院巡りをしたが、やはり駄目であった。そして年中病気である。5歳児の知能検査では指数140となった。ヒキツケの後はガックリ死んだようになってしまうのでいやだった(ヒキツケはまるで重労働のようなものです)。

津田温古堂治療室にきた理由は、家族が治療を受けるためであって、この子供の治療のことではなかった。見ていると簡単なからだの動かし方で家族が治ってしまった(治療を家族には見せています)。もしかしたらこの子もそうすれば、いくらかでもよくなるのではないか、いや病院でも治らなかったのが、からだを動かすだけでよくなるのかしら、等々迷いつつ話をしたそうです。

治療室にきた当初、言葉のない子供だなあ、と思った。家族の方が治ってから、ようやくお母さんがぼそぼそとした感じで、今までの一部始終を話し始めた。私としては気軽に引き受けましたよ、と津田先生。

確かに言葉らしいものがなく、大平さんなみのアーウーの感じで、何を

言っているのかさっぱりわからなかった。それが10回目の治療中に突然，"先生，気持ちのよい方にね，今日はお母ちゃんときた"と言い出したのには，津田先生もびっくり！　それ以後は月1回の治療室通いである。

〈お母さん談〉　以前は，顔に張りがなく，ボヤーッとした感じでしたが，今は顔立ちもしっかりしてきた感じです。治療を受けていて，少しでも兆しが見えると，母親として大きな励みになります。今は元気がよく，ケンカをするほどになり，言葉もほぼはっきりしています。

＊N大学病院では治らないといったのが治ったのだから，子供を病院に連れて行き，担当の先生にこのことを話すといったそうである。当初，その話を聞いた私は，どうせ"ノレンに腕押し"であろうと考えていた。だが現実には，治ったことを認め，もう回復しました，といったそうである。

症　例(4)

Y・K　66歳　神奈川県海老名市

〈写真⑨〉　昭和54年3月5日撮影，治療前。双脚体重，左－23 kg，右－15 kg

〈写真⑩〉　同5月4日撮影，12回目の操体後。双脚体重，左－18 kg，右－20 kg

主訴と予後経過

昭和24年ころからゼンソクの発作があり，咳こみが激しい。以来26年間いろいろな治療を受けたが好転しない。発作がひどく，とくに夜間は激しい(電車の中でも発作がある)。歩行は困難で3分に1度は休息を要する。

3月5日　発作が激しく通院できなかったために自宅にて操体を行なう。からだが軽くなった（夜ぐっすり眠れた）。

同月8日　手足が暖かく感じた。

　　10日　咳が軽くなった（疲れを感じない）。手足が暖かい。

　　13日　昨夜は発作と咳が出ない。

　　14日　軽く咳が出る(咳こまない)。からだが軽く感じ，歩行も楽になった。

操体法治療のこの効果　225

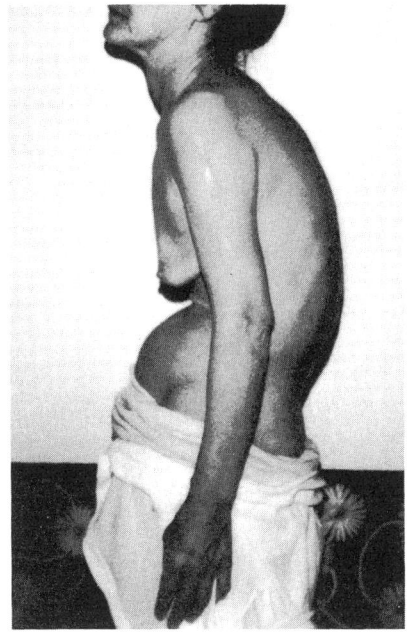

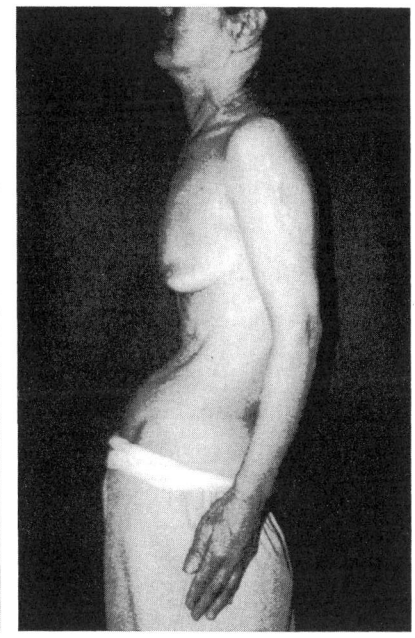

写真⑨　　　　　　　写真⑩

19日　軽い咳はあるが，発作はない。歩いても休息がいらない。
4月10日　19日以降発作はほとんどなし。今日から通院。車中（2時間）で発作なし。嬉しかった。
12日　車中で軽い咳。手足の冷えなし。
17日　車中で軽い咳。風邪をひいていたが軽くてすんだ。
21日　咳もほとんど出ない。昼夜ともに発作皆無。
26日　長時間の外出ができるようになった。また家事一切を自分でできた。会う人が皆"別人になった"といってくれたのは，本当に嬉しかった。からだを動かしても軽く感じ，手足も暖かい。
5月4日　イチゴの出荷期のため，起床は午前3時。昼も農作業を手伝

えるようになった。

　それ以降は農作業が忙しくなり，通院は10〜15日に1回。自力運動は毎日続けている。歩くときは物につかまって3分に1度は休み，片手間の仕事さえできなかった人が，やや腰曲がりの傾向はあるものの，イチゴの朝摘みに午前3時起床，そのまま日中も仕事。そして発作・咳こみがなくなり，風邪をひいても軽くてすむようになりました（川井武雄先生との対話）。

　川井治療室では，操体法について1時間の説明を受けることと自力運動（本書189〜200ページ掲載）を覚えて自宅で行なうことが前提となっており，いとも安易に，あそこに行けば"治してもらえる"といった従来の考え方をしている人には，ご遠慮願うこともあります。ですから治療室での操体と，自宅での自力運動が相乗効果を生み，このような形態を示す症状であっても，8〜12回くらいで改善・回復が可能となります。

♥健康はのんびりから始まる

　からだの動かし方で速いほうの代表はオリンピック競技で，遅いほうは能楽の動きでしょう。しかし日常生活の中ではオリンピック競技のような速い動き方をほとんど必要としませんし，出場選手も赤ちゃんのときからあのように速い動きができたわけではありません。

　赤ちゃんも，最初はコチョコチョと手足を動かしていますが，それは動きのコントロールを覚えるためであって，それがわかりだすと"ゆっくり"とした小さな動きを行ないはじめます。お乳を飲んでいるときの赤ちゃんは，まったく満足気に手足の指を開いたり閉じたりしています。これは無意識の動きです。これをくり返して行ない，成長とともに速い動きと動かし方を覚えるのです。ですから赤ちゃんの延長上にいる大人は"ゆっくり"とした動かし方ができるはずなのに，なぜか日常生活ではセカセカと忙しく動くことばかりです。生活の中に"ゆっくり"とした動き方を取り入れることは，健康体への秘訣ですし，長生きの条件となります。

　ウクライナ地方は寒冷地ですが，80歳で再婚して子供をつくったり，100歳以上の長生きの人びと，また温暖地トンガの国では肥満体でも長生きの人々が多くいることなどは，皆さん方もニュースなどですでにご存知でしょう。エクアドルのビルカバンバ(長寿村)では，88歳と22歳が結婚し，子供を5人も生み128歳の今なお"あの方"はお役に立つとか。

　長生きが多いと聞けば，ひょっとしたら我々とちがった何か特殊な飲食物があって，それが長生きの要素になっているのではないか，などと考えがちです。ウクライナでは乳酸食を常食にしていますし，トンガでは芋が主食になっています。ビルカバンバは芋・雑穀類が主食。

　では，我々も乳酸食と芋を常食にすれば，もしかしたら長生き……(美食よりも粗食の方が長生きするという，長生き村のデータはあります)。三者に共通しているのは粗食であって，"いい空気を吸って，物事にクヨクヨせず，ノンビリすることが長生きの秘訣"と現地人が言っています。

♥健康は息・食・動・想の調和で成り立つ

1）息

　人間の生命活動を維持させるために必要とする最も基本的なことは"呼吸"です。どんな健康法であっても，呼吸を1分間止めては行なえませんし，呼吸が可能でなければ絶対にできないのです。それどころか呼吸がなければあの世行きです。ちなみに，静止しているときの私たちのからだの1分間の呼吸数は約16〜18回で，成人男子（2400カロリー消費）が1日に吸う酸素量は約600ℓ，1升ビンにして333本。吐く炭酸ガスは吸った酸素の80％，約480ℓ,（同300本）になります。

　生命を左右する呼吸であれば，それはそれなりに呼吸としての法則性が存在します。呼吸とは書いて字のごとく"よんですう"です。呼吸そのものに意識をおかなくては法則性を無視することになります。それよりも吸うことばかりに気を遣って，吐くことに無意識でいると"気が抜ける"（痴呆症）状態になりやすい。

　昔から武術には"調息法"として呼吸が取り入れられ，さまざまな応用型があります。たとえば剣道では，瞬間的に大量の息を出すことによる"声"を活用して打ち込みを行ないます。筋力は息を吐いているときが最大となり，しかも速い動きもできるので，打ち込みのときの声は，そのためにも必要となるわけですね。試しに息を吸いながら竹刀を振ってごらんなさい。バットを振ってみてもわかります。とてもできるものではありません。よしんばできたとしても，ヘッピリ腰となりフォームはわるく，これでは始めっから勝負になりません。ボクシングのノックダウンは，息を吸ったときに打たれたパンチが決め手のようです。ゴルフのパット・パターも呼吸の法則性をちょっと応用すれば，今まで以上の成績が出ます。

　それぞれの健康法や運動を指導している人たちが，呼吸の法則性を知ったうえで，指導しているのならば大変よろこばしいことなのですが，現実

にはどうもその反対のようで，片手落ちなのです。その意味合いから，太極拳・ヨーガは，動きとポーズに呼吸を連動させていますから，健康法として上等な指導を行なっていることになります。

操体法グループの一員，東京・加瀬カイロプラクティック研究所（加瀬健造先生）では，治療・健康法としての動きに呼吸を取り入れた指導を行なっており，同研究所の前田先生が行なう重症の腰痛疾患者治療は，まず腹式深呼吸を5分間行なわせて痛みを和らげた後，足首の操体から始めています。大変にユニークな方法ですね。このように"呼吸法"一つで痛みが和らいだり少なくなるのです。鍼灸の治療も呼吸法と組み合わせて行なえば，痛み，熱さが少なくなるのですが，一般の治療師はそのことに気づいていません。

腹式の深呼吸については本書50ページで紹介しておきました。

2）食

だからといって人間は，呼吸と動きだけで生きているのではありません。それだけではせいぜい30日間ぐらいしか生きておれないでしょう。やはり物を食べることが必要です。そうしますと"食養（自然食品を含む）"が出番となってきます。

食物は陰陽（アルカリ・酸性）の組み合わせが調和されたときに，初めてその生命力が人間に受け入れられます。受けた生命力のおかげで，人間は生命を維持できるわけです。ですから，人間にとってはまるごと食べられる（全食）物ほどよいわけですが，なかなかそうはいきません。たとえば，小魚であれば頭からシッポまで食べられますから，その小魚の生命が全部人間に注入されていることになります。しかし鯨やマグロを全食することはできません。どうしても可食部の肉だけになってしまいます。そうしますと鯨・マグロの"部分食"を食べたことになりますから，その部分の生命だけを受け入れたことになります。

精米された白米には胚芽がありませんので，次の世代となる生命力がないわけですが，玄米には胚芽がありますから，次世代の生命力があります。

そうしますと，どちらを食べたほうがからだのためになるかおわかりでしょう。これが，玄米が健康食である理由の一つです。

ところで，玄米食よりたいへんおいしいのですが，白米は酸性食。皆さん方だったらこういうときにはどうしますか。ふつうに盛った茶碗1杯の白米の酸性を中和するためには，梅漬けの果肉約 4 g があれば充分です。ワカメであれば約 8 g 程度。要するに陰陽の組み合わせというわけです（しかし白米の生命力は玄米より劣る）。酸性・アルカリ食の大まかな見分け方を，次のように覚えると簡単です。

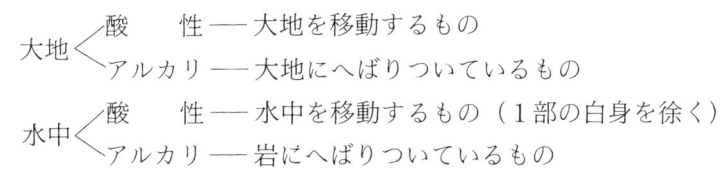

大地 < 酸　　性 ── 大地を移動するもの
　　　アルカリ ── 大地にへばりついているもの

水中 < 酸　　性 ── 水中を移動するもの（1部の白身を徐く）
　　　アルカリ ── 岩にへばりついているもの

こうしてみますと，水陸とも移動する物は酸性食となります。すなわち四ッ足の動物（2本足は徐く）と魚貝類です。へばりついている物，すなわち野菜類・海燥類はアルカリとなります。大まかな見分け方として，現代の日本人（老若男女）から代表的な食物を選び，健康食とする食べ方などを書きますと，次のようになります。

イ）刺身類

刺身は酸性で，必ずツマがついているはず。それは水陸を移動しないものでアルカリ性。ツマは単なる飾り物ではない。さらに，ツマの色合いは，刺身と対比色にある。

ロ）天ぷら類

植物性の油なら上等（だからラード類で揚げたコロッケなどよりよい）。大根おろしをタップリと併食すること。エビ天のシッポは付けておくと飾りとしてサマになるだけの物ではない。アルカリであり，カルシウムの補給となる。

日本の土壌は火山灰土のためにカルシウムが少ないので，飲水や農作物のカルシウム含有量も少ない。カルシウムは，骨・歯の"原材料"であり，不足すると骨折しやすく，出血しても止まりにくく，痛みに敏感となり，

短気でイライラしやすくなる（カルシウムは血液凝固作用と，神経刺激の調和役として鎮痛作用を持っている）。

子供がエビ天を食べシッポを残したら，その子の病は母親の責任。

ハ）ハム・ソーセージ

製品として高級に見せたり，長期保存を可能にする薬品類が混入されていれば食べ物として問題外であるが，現在ではやむを得ない。農薬を一切使わずにつくった野菜類を肉の約2倍量付け合わせ，野菜―肉―野菜―肉の順で食べる。さらに調味薬としてケチャップ・ソース類を必ず使うこと。コレステロールを心配しながら，それでも動物性蛋白と脂肪食をとっている人は，ドレッシング・サラダ油などの植物油を動物油の2倍量目安に使用すること。

ニ）めん類

健康食の順に並べると，生ソバ・スパゲティ・ウドンの順となり，ラーメンは健康食に入らない。しかし現実にあるのだから補食的には加える。スープ・汁を残すのは"通"ではないなどというのは，ばかげたこと。高血圧のもとになる。人間はかけソバの汁で生きているのではなく，ソバで生かされているのだ。このときネギは薬効を示す。

3）動

仕事でからだを動かしているより，ある一定の動かし方をする運動・体操のほうが健康によいと考えがちです。まったくそのとおりですが，仕事での動かし方もほんの少し工夫しただけで健康的な動きに変わります。

運動・体操とは，速く大きく動かせばよいとする考え方は片手落ちです。まずからだの"動きと感覚"のバランスを計ってから速く大きく動くことを練習すべきです。しかしこれにも呼吸の法則性が付随していないと，逆効果となったりケガの原因となります。からだを動かすときは息を吐きながら行なうことが原則です。とくに遠心性（からだの中心から遠くへ）の動きでは吐き，求心性（からだの中心に近づく）の動きで吸うようにすることです。

図① ○　図② ×

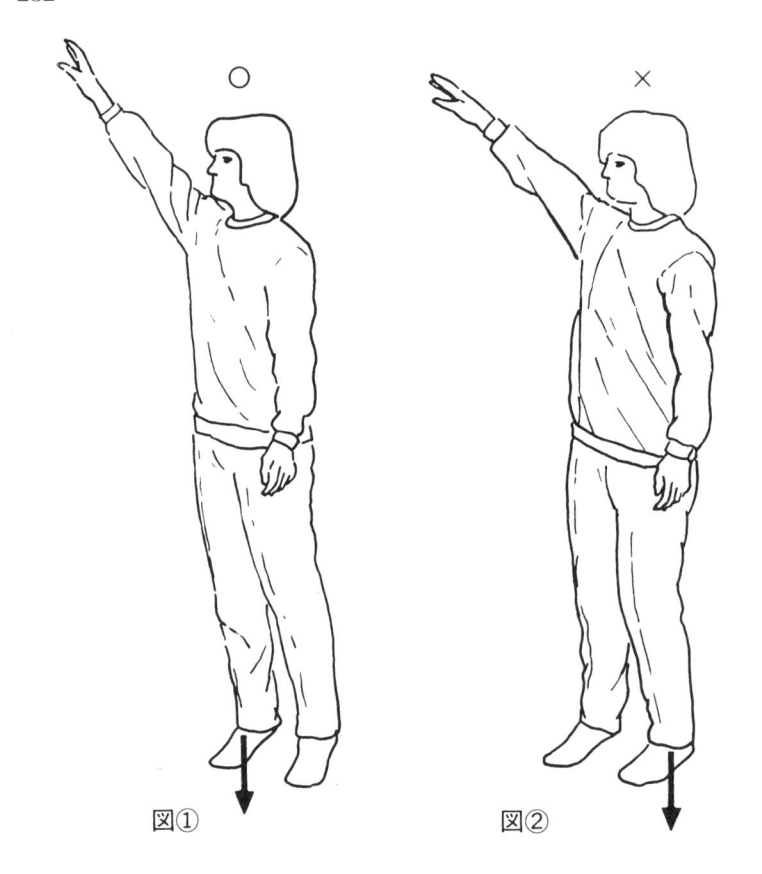

　動き方で最も重要なことを二つだけ覚えてください。
　イ）からだを横に倒す（側屈）ときは，倒す反対側の足に体重をかけること。
　ロ）からだをひねる（捻転）ときは，ひねる側の足に体重をかけること。
　（この動き方と重心のかけ方については，211 ページ，身体運動の項で説明してあります。）
　からだを横に倒す・ひねるの理屈がわかりますと，高い所の物を取るばあいには，どちら側に重心をかけるべきか，下から物を持ち上げるときに

○　　　　　　　　　　×

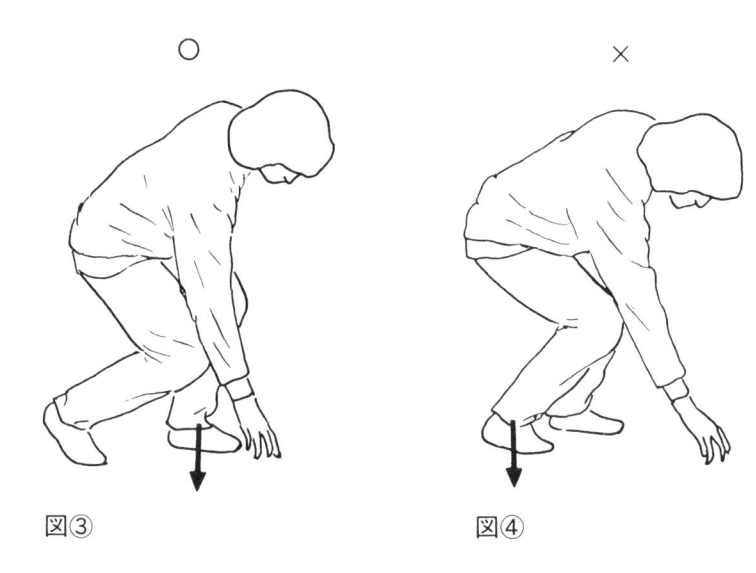

図③　　　　　　　図④

はどうすべきかなどがわかってきます。手を上に伸ばすばあいには，図①のように，伸ばす側に重心をおく（体重をかける）と，からだは安定しますが，図②のように伸ばした側の反対側に重心をかけると不安定になります。その不安定はとくに腰に影響して，腰痛の原因となります。また，下から物を捨うばあい，右手を使うときは図③のように左足に重点をおいたほうが楽に捨え，右足重心図④では腰に負担がかかり，ギックリ腰の原因となります。

  4) 想

  イ）世界各地の牢獄に"政治犯"が捕えられていて，そのほとんどが拷問を受けています。そして政変が起こり，その人たちが釈放されたニュースでその姿を見ると，頬はくぼみ髪はぼうぼうでやせこけ，眼だけがランランとして歩くのがやっとの状態（形態観察）。獄中では"生かさず殺さず"の扱いを受けてきたものですから，そういう姿になるのは当然です。

  のちにその人たちが政権の座につくばあいが多いのですが，大半が70〜80歳，時として90歳までも生きます。では獄中での"生かさず殺さず"

と我々の日常生活の精神的なこと，食事の内容，周りの環境などを健康面から比較してみると，どちらのほうが理想的でしょうか。

ロ）漁船が転覆して，船底に62歳と24歳の男が2人残りました。2人は伯父と甥の関係にあります。物につかまりながら暗闇の中，2人はいろいろなことを話し合って励まし合い救助が来るのを待ちました。だが，つかまっている手もシビレ，腕の力もだんだんなくなってきました。最初にネをあげたのは24歳の甥です。そのたびに伯父が励まし続けました。しかしついに"おじちゃん，俺もうダメダ"と声を残してブクブクと沈んだそうです。その後に伯父は救助され，このいきさつを新聞記者に話しました。それから2年過ぎて，肉体と精神に関する記事にこのことが出たのです。皆さん方はこれを読んで，どのようにお考えになりますか。

結論を言いますと，精神力の強化は肉体の衰えをある範囲で補うことができるし，肉体の強化は精神力の不足を補うことができるということなのです。ですから精神とからだは"表裏の関係"にあり，まるでシーソーゲームのような内容になっています。そういう意味で，人生経験の浅い24歳は沈み，経験の深い62歳は耐えることを知っているから助かったのです。また獄中での生活を，信念・理想に燃え続け，今，自分が苦しいことなど気にかけずにいた結果，今度はその理想を実現化することが可能になったのです。

身体的苦痛に耐えることは"忍耐"ですから，忍耐力（身体的強化の意味ではない）の強化は，たしかに精神力の強化に直結しています。精神力の強化とは，雑念を払い一つの物事に一心不乱に立ち向かい続けることです。座禅はその代表的なものですが，テレビから離れられない生活を続けている人たちには，心が強い，我慢強い，根性がある，という日常語は，さきの2例に類するものです。しかたありません，せめて"感謝の気持"だけは忘れないで，"心我根"程度を目標としますか。

あ と が き

　私の事務所では，私と同じ橋本敬三先生の弟子である佐々木・中沢両君が操体指導と治療を行ない，他に私からの事務雑用などを引き受け多忙な毎日である。しかも"健康はのんびり"から始まるが如く一人の治療に40〜50分もかけて，本人が納得するまで説明している姿を，少々イライラしながら見ている私は，ノンビリ健康から遠のいているのかもしれない。

　しかしこのように若い人たちの，地に足がついた確実な健康指導は，いずれ明日の"日本の健康"を指導する力になると私は信じている。

　モデルの佐々木富美子さんに出逢えたことは，私にとって恵まれすぎた感がある。それは骨格配列が整っており，毎日数人の形態観察をしている私でも，彼女のような形態は1年に3〜4人程度しか見かけないからである。"歪み"がない骨格配列の場合は身心一体となり，人間味のある品位が表われる。操体法とは，呼吸—飲食—身体運動—精神活動の調和と，環境への適応原理を称するのであり，操体とは，呼気の静かなる動きで快適感覚を訪ね味わうことをいい，それがつねに可能となり安定することが"健康"です。それらが自然に行なわれている人，務めなければ入手不可能な人など様々です。

　脱稿のお手伝をいただいた武田さとみさん，イラストを書いてくれた小川修君にお礼申し上げます。

　そして昭和47年以来，法則性の教えを仰いだ小生，温古堂先生に深謝いたします。

　　昭和55年5月

　　　　　　　　　　　　　　　　　　　　　茂　貫　雅　嵩

監修・編著者略歴

橋本敬三（はしもと　けいぞう）

明治30年生れ。大正10年新潟医専卒後同15年まで東北帝大医学部生理学教室に学ぶ。昭和16年仙台にて温古堂診療所開業。著書『鍼灸による即効療法』（共著・医歯薬出版）『万病を治せる妙療法』（農文協）『からだの設計にミスはない』（柏樹社）『操体法写真解説集』（監修，柏樹社）。平成5年歿。

茂貫雅嵩（もぬき　まさたか）

東洋食品短大卒。仙台日水サービス(株)をへて自由業。健康増進研究会（大成鍼療院）主宰。宮城教育大学健康学講座講師　著書『操体法写真解説集』（共著，柏樹社）

連絡先：〒144-0045　大田区南六郷2-7-19　森ビル201
　　　　Tel. Fax　03-3738-2525

写真　図解
操体法の実際〔愛蔵版〕　　健康双書ワイド版

1980年6月25日　第1刷発行
2004年7月10日　第57刷発行
2022年5月25日　愛蔵版第7刷発行

監修　橋本　敬三
編著　茂貫　雅嵩

発行所　一般社団法人　農山漁村文化協会
郵便番号 107-8668　東京都港区赤坂7丁目6-1
電話 03(3585)1141(代)　振替 00120-3-144478

ISBN978-4-540-04353-6　印刷／藤原印刷
＜検印廃止＞　　　　　　製本／高地製本所
ⓒ 1980　　　　　　　　定価はカバーに表示

食と健康の古典〈健康双書ワイド版〉

♣ 健康法の原点を伝える名著が大きく読みやすくなりました。

食と健康の古典1
病いは食から
「食養」日常食と治療食

沼田 勇著　1333円+税
玄米食の勧め、食品の陰陽など「食養」の意義を現代の医学で臨床的に検討し再評価する。

食と健康の古典2
医薬にたよらない健康法

渡辺 正著　1333円+税
「金魚運動」などで有名な西式健康法にもとづく、薬に頼らぬ日常生活の基本から本格鍛練まで。

食と健康の古典3
健康食入門
酸性体質をかえる

柳沢 文正著　1333円+税
酸性体質は不健康のもと。毎日の主食・副食でその体質をどう改善するかを具体的に案内。

食と健康の古典4
原本・西式健康読本

西 勝造著　早乙女勝元解説　1300円+税
その創始者が、原理と実際、由来を体系的に詳述した名著。作家早乙女勝元の解説も明快。

食と健康の古典5
民間療法・誰にもできる

農文協編　1333円+税
副作用なし、おカネいらずの民間伝承の予防・治療法を全国から四〇〇余り集めた家庭常備の本。

食と健康の古典6
食医 石塚左玄の食べもの健康法
自然食養の原点『食物養生法』現代語訳

石塚左玄著　橋本政憲訳　丸山博解題　1429円+税
わが国食養道の創始者石塚左玄の食医健康法を現代語訳で復刊。食と健康の総元締めの本。

―― 農文協・健康双書 ――

自分でできる中国家庭医学
"抗老防衰" 5つの知恵
猪越恭也著
舌の苔を見、おなかの音に耳を傾け…五感を使って不調を測り、病気以前の「未病」から治す。
1429円+税

新版 インドの生命科学 アーユルヴェーダ
上馬場和夫・西川眞知子著
いま注目の健康法の決定版。体質の自己診断法から食事やハーブの利用、マッサージやヨーガまで。
4300円+税

新版 万病を治す冷えとり健康法
進藤義晴著
"冷え"は万病のもと。その仕組みを解明し、冷えとり法を衣食住にわたって詳しく解説。
1300円+税

自分でできる経絡気功
刑部忠和著
「痛いところ」めがけて気を補って、痛みをなくし自然治癒力を高める画期的実用気功を図説詳解。
1600円+税

音声指導CD付 自力整体法の実際
矢上裕著
肩こり、五十肩、腰痛など、病院や整骨院に頼らず「自力」で背骨や関節のすき間を広げて治す。
1571円+税

操体・食・漢方・現代医学 家庭医療事典(第2版)
橋本行生著
東洋医学と現代医学の双方に精通した著者が書いた家庭の医療百科。救急処置から慢性病まで。
1714円+税

(定価は改定になることがあります)